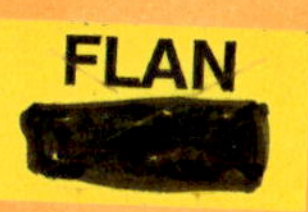

FLAN

AF323868

guía del

método pilates

Louise Thorley

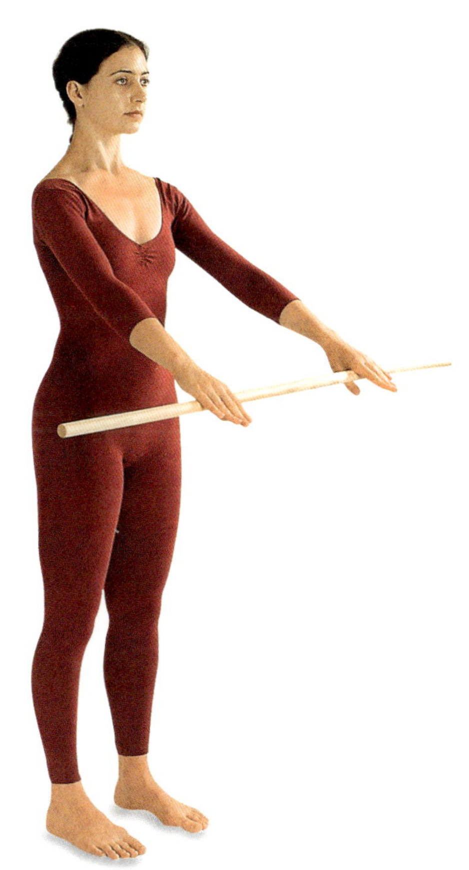

p

NOTA
La información contenida en este libro no pretende ser
un substituto del consejo médico. Cualquier persona bajo
tratamiento facultativo debería consultar a profesionales médicos
o terapeutas cualificados antes de empezar cualquiera de los
programas de ejercicios descritos en este libro.

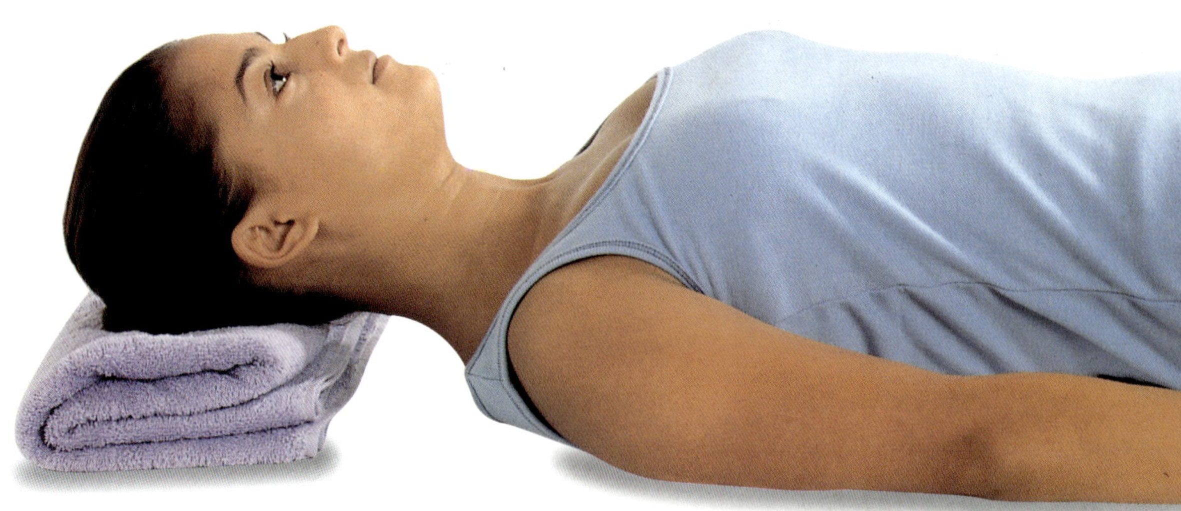

Sumario

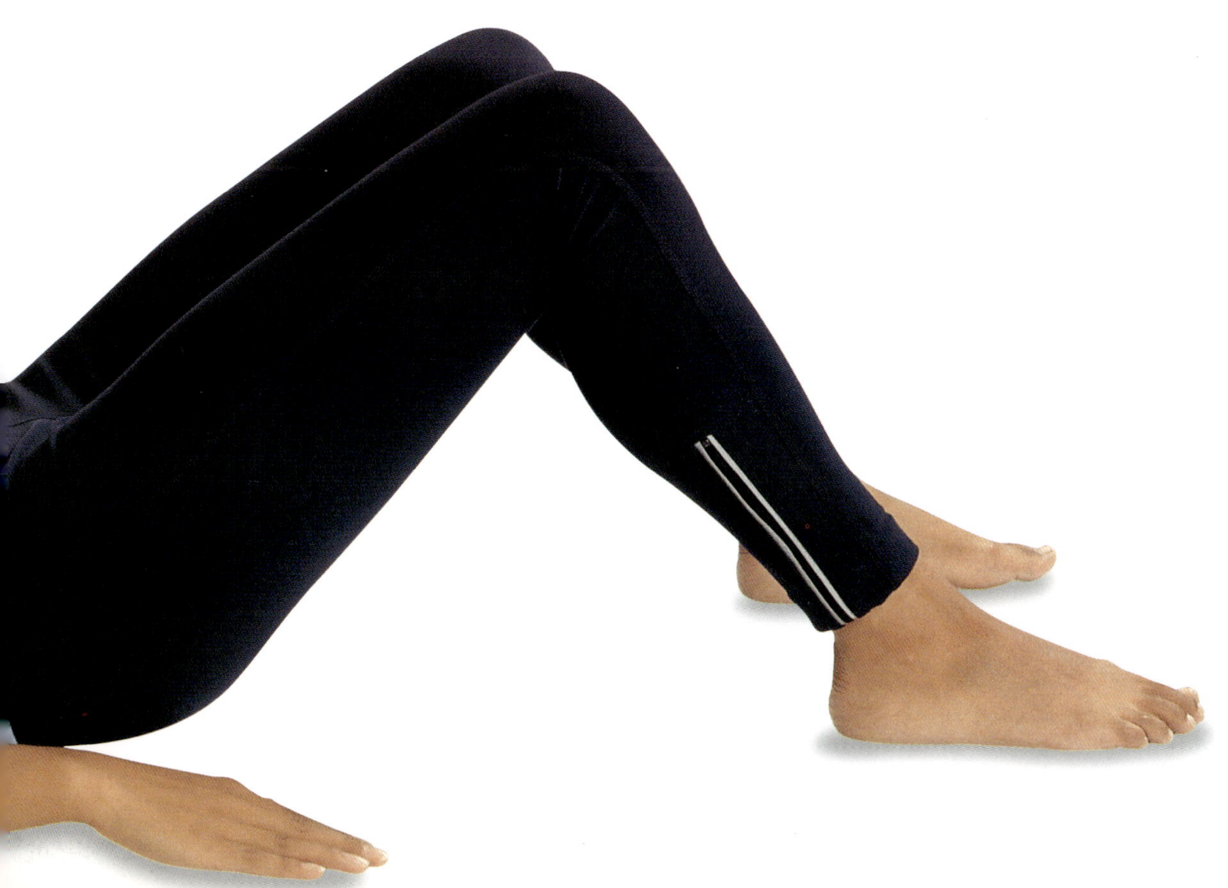

Introducción

A lo largo de la historia de la humanidad el hombre ha ido siempre en busca de formas nuevas e innovadoras para ejercitar el cuerpo. Los vestigios del yoga encontrados en el subcontinente indio se remontan a unos 4.000 años atrás, y los del tai chi chuan, una forma de movimiento fluido practicado en China, tienen 2.000 años de antigüedad. El método Pilates, desarrollado en el siglo XX, combina la sabiduría ancestral con el conocimiento moderno.

Los Juegos olímpicos, que comenzaron en Grecia hacia el siglo VIII a. C., atrajeron a atletas de todo el mundo. A pesar de que en el año 393 d. C. fueron suprimidos, en 1896 se reemprendió su edición, poniéndolos otra vez en la palestra. En la actualidad, los Juegos olímpicos continúan atrayendo a los mejores atletas del globo y se han convertido en todo un acontecimiento mundial que se celebra cada cuatro años. Al igual que estos juegos, otras formas antiguas de hacer ejercicio siguen siendo apreciadas hoy día, si bien la gente ha continuado buscando maneras nuevas y fascinantes de mantener la forma física en las mejores condiciones: desde las competiciones deportivas, como el fútbol, el baloncesto o la natación, hasta los nuevos sistemas de entrenamiento, que incluyen las pesas o el aeróbic.

Los ejercicios del método Pilates nos ayudan a utilizar nuestro cuerpo de una forma consciente y correcta, mejorando nuestra postura y salud.

El objetivo del método Pilates

El método Pilates se desarrolló en el siglo XX. Practicado con regularidad, le ayuda a mantener la mente y el cuerpo en armonía, ya que combina la concentración mental con la fluidez de movimientos. Su objetivo es trabajar con diferentes músculos para tonificar y poner en forma todo el cuerpo, a la vez que desarrolla una respiración correcta y unas posturas y concentración mental adecuadas. En particular, el método Pilates mejora el equilibrio y la coordinación, modelando el cuerpo y contribuyendo a mejorar la flexibilidad de los músculos y las articulaciones.

Pilates para todos

Desde sus inicios, esta forma de hacer ejercicio, que combina la mente y el cuerpo, ha atraído a gente rica y famosa de todo el mundo, y es especialmente popular entre las celebridades de Hollywood. Desde que Gregory Peck se adhirió a las enseñanzas del método Pilates, muchos otros personajes famosos le han seguido. En la actualidad, estrellas como el tenista Pat Cash o la cantante pop Madonna, han adoptado el método Pilates como su sistema preferido para mantenerse en forma.

Top models y gente del mundo de la danza y del deporte han cosechado ya los beneficios de esta práctica. Además, lo mejor del método Pilates es que usted no necesita ser un atleta para poder practicarlo. Los ejercicios que se proponen son suaves y están diseñados para forzar el cuerpo lo menos posible. Esto significa que casi todas las personas de cualquier edad y nivel de forma física pueden seguir este método. Ya sea usted joven o viejo, un fanático del *fitness* o alguien que no haya practicado deporte alguno en muchos años, puede beneficiarse del método Pilates. Y tampoco necesita un equipo especial, puede practicarlo por su cuenta y en casa.

Casi cualquier persona puede practicar el método Pilates; los ejercicios son suaves y ejercen una tensión mínima sobre el cuerpo.

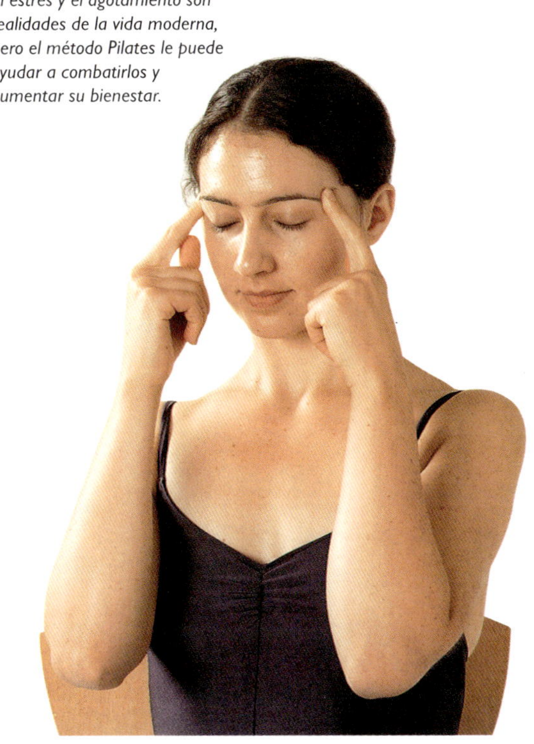

El estrés y el agotamiento son realidades de la vida moderna, pero el método Pilates le puede ayudar a combatirlos y aumentar su bienestar.

Beneficios para la salud

El método Pilates puede mejorar su salud. Los ejercicios, cuidadosamente diseñados, son muy efectivos para ayudarle a tonificar su cuerpo y conseguir una figura de aspecto más esbelto y estilizado, así como una buena forma física; y todo ello sin aumentar su corpulencia. También le ayudará a reducir el estrés y combatir la fatiga, a la vez que reforzará la confianza en sí mismo y le hará sentirse mejor. Comprobará que su aspecto mejora y se siente cada vez más en forma, al mismo tiempo que sus movimientos adquieren una nueva gracia al haber aumentado la coordinación y flexibilidad de los músculos. Cualquier momento es bueno para empezar a remodelar el cuerpo; sólo necesita un poco de tiempo y ganas de conseguirlo.

¿Qué es el método Pilates?

El método Pilates es un sistema de ejercicios que le permite controlar su cuerpo y su mente. Consiste en movimientos suaves y fluidos que tonifican el cuerpo y le dan esbeltez, y además fortalecen y dan mayor flexibilidad a músculos y articulaciones. También utiliza el poder mental, el cual colabora en los ejercicios, aumentando así la armonía entre el cuerpo y la mente.

El método Pilates se suele definir como "un sistema parecido al yoga, que usa máquinas". No obstante, a pesar de que Joseph Pilates, su fundador, se inspirara algo en el yoga, los ejercicios son diferentes. Si tiene cerca de su casa algún centro Pilates provisto de aparatos especiales, como poleas o muelles, tenga presente que, si bien estos elementos pueden ser de utilidad, no son imprescindibles. A medida que vaya realizando los ejercicios de este libro se dará cuenta de que el único equipo necesario para conseguir una forma física y una salud óptimas es el propio cuerpo.

Un tiempo mínimo para un resultado máximo

Los ejercicios del método Pilates han sido diseñados para ejercitar los músculos del cuerpo de una forma lo más eficiente posible en el mínimo tiempo. Estos "suaves ejercicios" tratan el cuerpo como un todo y son muy efectivos. No es preciso que invierta diariamente muchas horas de entrenamiento en el gimnasio: sólo necesita practicar dos o tres veces por semana; comience con sesiones de 10 minutos y vaya aumentando la duración de las mismas de forma paulatina.

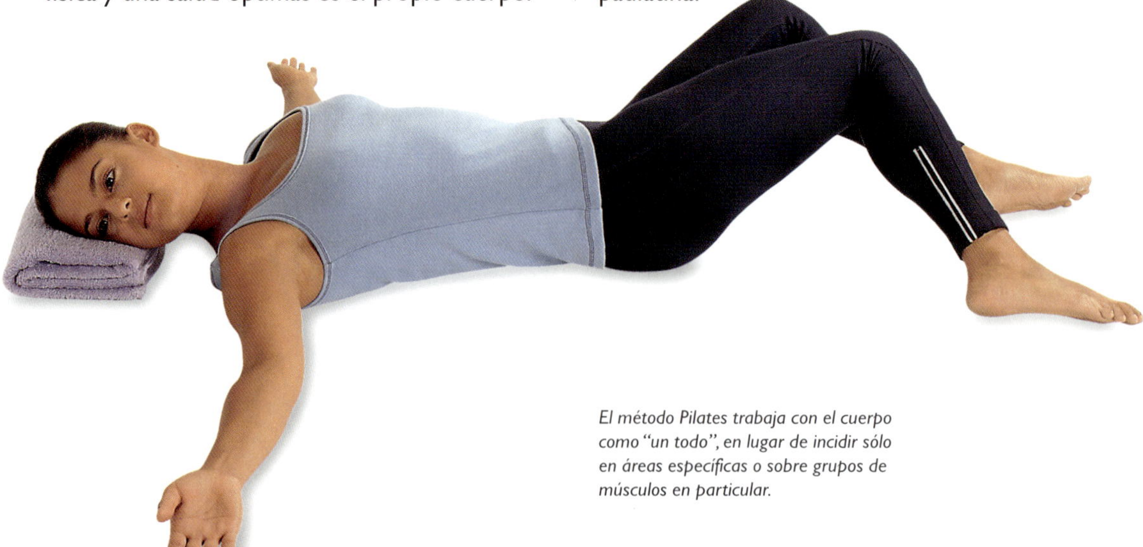

El método Pilates trabaja con el cuerpo como "un todo", en lugar de incidir sólo en áreas específicas o sobre grupos de músculos en particular.

Remodelando el cuerpo

La capacidad del método Pilates de remodelar el cuerpo ha atraído a personas de todos los ambientes a lo largo de los años. Si bien es cierto que este sistema de ejercicios puede modificar su aspecto físico, no debemos olvidar que cada persona tiene una constitución propia. Por ello, es importante trabajar con lo que uno ya tiene y reconocer que no es posible cambiar la forma del cuerpo por completo.

En el recuadro inferior se presentan los tres biotipos esenciales en función de la constitución física, conocidos como ectomorfo, mesomorfo y endomorfo. Esta clasificación le ayudará a definir cuál es la constitución que más se ajusta a su caso. Además, muchos consideran que la forma del cuerpo está asociada a ciertos rasgos de la personalidad, algunos de los cuales también se incluyen en el recuadro.

Constitución física

Biotipo	Ectomorfo	Mesomorfo	Endomorfo
Estructura	Ligera y fina; en general de estatura elevada, delgada y con extremidades largas	Atlética o musculada; tórax, extremidades y músculos grandes	Pesada y de formas curvas; pueden tener problemas para no engordar
Otras características	En ocasiones, asociado a una personalidad despierta, inhibida e intelectual	En ocasiones, asociado a una cierta tendencia a la agresividad; los mesomorfos suelen ser atléticos y pueden destacar en muchos deportes	A menudo, asociado a la placidez, así como a una actitud relajada y hedonista

Historia y evolución del método Pilates

El método Pilates fue desarrollado por un alemán llamado Joseph H. Pilates. En su infancia, Pilates sufrió de raquitismo y otras enfermedades y creció con la determinación de fortalecer su débil cuerpo. Su interés por la forma física aumentó durante la Primera Guerra Mundial, donde sirvió como oficial y trató a pacientes que no podían moverse.

Durante la década de los años veinte, Pilates incorporó una serie de aparatos a sus series de ejercicios con el fin de aumentar la efectividad de su método.

Así, por ejemplo, diseñó unos ejercicios para ser realizados en la cama, a la cual acoplaba unos muelles para aumentar la eficiencia de los ejercicios. Enseguida pudo comprobar cómo sus pacientes se recuperaban más rápido si utilizaba tales muelles. De hecho, éstos se convirtieron en los primeros elementos de una extensa colección de aparatos que Pilates fue ampliando con el tiempo.

Un buen equilibrio es uno de los principios del método Pilates, el cual incluye ejercicios para realizar de pie que pueden ser practicados en cualquier sitio y a cualquier hora.

Después de la guerra

Al finalizar la Primera Guerra Mundial, Pilates se fue a Estados Unidos y abrió un centro de *fitness* en Nueva York. Muy pronto sus técnicas atrajeron a personas ricas e influyentes. Pilates continuó desarrollando y perfeccionando su método hasta el final de sus días. Aunque, a menudo, utilizaba aparatos en sus ejercicios, el método original se basaba en una serie de ejercicios de colchoneta, cuya eficacia era igual a la de los efectuados con aparatos. Los fundamentos del método Pilates son: una respiración rítmica, una postura centrada, movimientos suaves y fluidos y una concentración mental adecuada.

En algunos de los ejercicios se utiliza un sencillo utensilio casero, como el palo de una escoba, para entrenar el cuerpo a que se mueva de forma correcta.

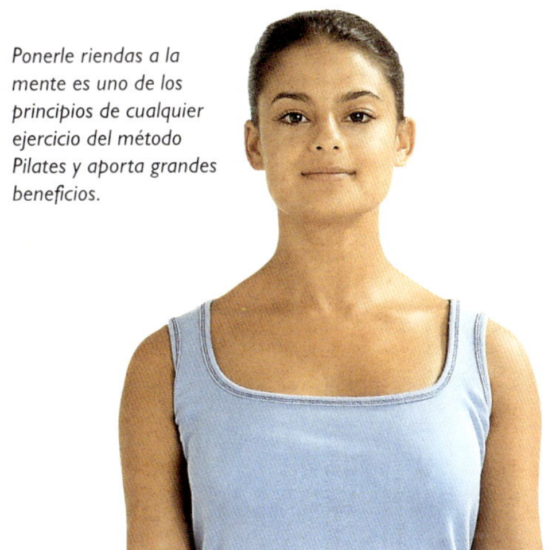

Ponerle riendas a la mente es uno de los principios de cualquier ejercicio del método Pilates y aporta grandes beneficios.

un mayor equilibrio, una mejor coordinación muscular y más gracia en sus movimientos, así como aumentar su resistencia y flexibilidad general. Por este motivo, no es de sorprender que actualmente sea tan popular entre multitud de deportistas. Muchos de ellos han adaptado las técnicas del Pilates para su uso particular y no cabe duda de que irán surgiendo cada vez más ideas ingeniosas basadas en los principios básicos de este método.

El método Pilates en la actualidad

En sus comienzos, el método comprendía 34 movimientos, pero con el transcurso de los años, practicantes y profesores de todas partes han aportado a esta poderosa técnica sus propias variaciones. Por ello, no puede hablarse de un método Pilates único. Durante décadas, la gente ha ido incorporando sus propias ideas e innovaciones al método y por tanto su práctica ha ido evolucionando de forma paulatina. Hoy día, el método Pilates incluye otros ejercicios, así como modificaciones de los ejercicios originales. Sin embargo, todos ellos se ajustan de forma esencial al sistema original.

Con todo, una de sus características más positivas es su adaptabilidad. En cuanto conozca cómo actúa el sistema, usted podrá incluir sus movimientos en otras disciplinas para completar su programa de entrenamiento. Los ejercicios del método Pilates pueden ayudarle a alcanzar

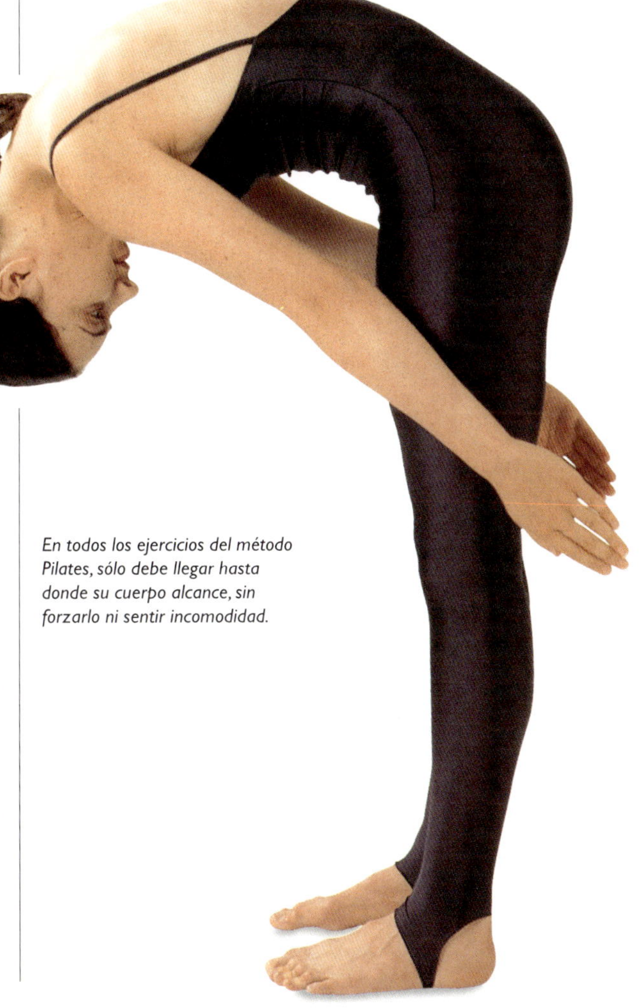

En todos los ejercicios del método Pilates, sólo debe llegar hasta donde su cuerpo alcance, sin forzarlo ni sentir incomodidad.

¿Por qué practicar el método Pilates?

El método Pilates constituye un sistema muy completo de entrenamiento para todo el cuerpo: no sólo se ejercitan los grupos de músculos principales, sino también aquellos más débiles y menos utilizados. Por este motivo podrá conseguir una perfecta tonificación de todo su cuerpo y darse cuenta del potencial que éste encierra. El método Pilates es un sistema abierto a todo el mundo; cualquier persona puede practicarlo a cualquier edad.

Beneficios

Hay muchas recompensas para los que practican el método Pilates de forma regular. Además de aumentar la confianza en sí mismo y hacerle sentirse mejor, la práctica del método Pilates le ofrece las siguientes ventajas:

Mayor equilibrio: los ejercicios le permiten comprender mejor su cuerpo y sistema muscular. Tomará mayor conciencia de la simetría de su cuerpo y de cómo cada movimiento tiene su propio equilibrio y características.

Menos estrés: el método Pilates le permite relajarse, así como combatir los efectos químicos del estrés, como es el exceso de adrenalina en el organismo.

Una digestión más eficiente: el método Pilates le puede ayudar a tonificar y fortalecer los músculos del estómago. Y puesto que también ayuda a reducir el estrés, facilitará sus digestiones, ya que éstas suelen complicarse cuando estamos sometidos a gran tensión y estrés.

Aumenta el aporte de oxígeno: esto ayuda a que el organismo funcione de forma eficiente, lo que conlleva un nivel de energía superior, mejor salud muscular y mayor claridad mental.

Mejora la circulación: el método Pilates le ayuda a mejorar el flujo sanguíneo, lo que significa una circulación más eficiente de nutrientes y oxígeno y una mayor facilidad para eliminar toxinas.

Mejora la piel: una mejor función cardiovascular significa una mayor eficiencia en la eliminación de los productos de desecho y, por tanto, una piel más limpia.

Refuerza el sistema inmuno-lógico: el método Pilates, al ejercitar los músculos, ayuda a que la linfa circule por todo el cuerpo. La linfa transporta leucocitos, que son las células responsables de combatir las enfermedades.

Modela el cuerpo: los ejercicios le ayudan a conseguir una figura más esbelta y estilizada.

Mayor fuerza y coordinación: su fuerza, coordinación y equilibrio aumentarán. Se moverá con mayor agilidad y gracia.

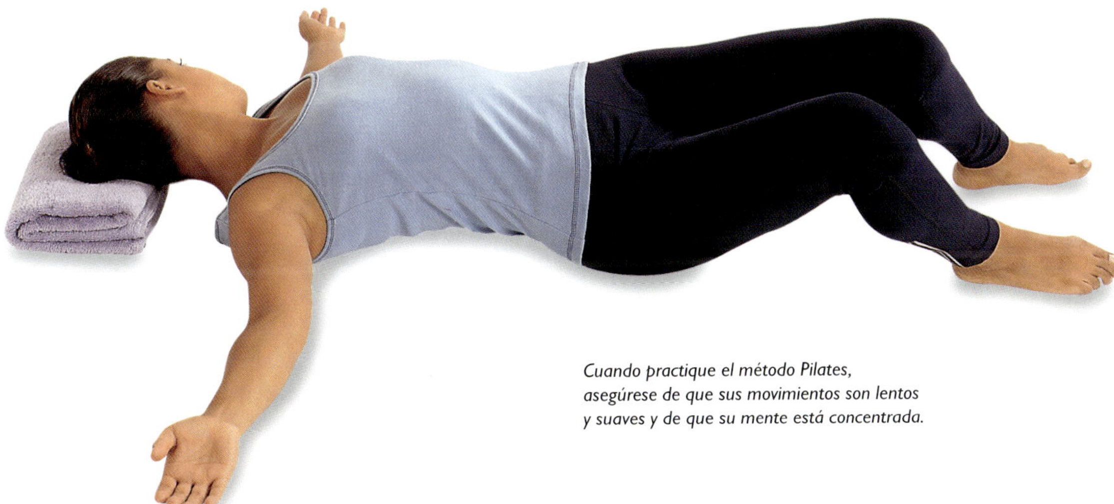

Cuando practique el método Pilates, asegúrese de que sus movimientos son lentos y suaves y de que su mente está concentrada.

Consejo

Los mejores programas para conseguir una buena forma física son aquellos que mejoran la flexibilidad del cuerpo, lo fortalecen y aumentan su resistencia. El método Pilates le ayuda a aumentar su fuerza y flexibilidad y mejora la coordinación de sus músculos. Sin embargo, para obtener los mejores resultados, debería combinar su programa Pilates con una forma de ejercicio cardiovascular específico, como por ejemplo el aeróbic, para aumentar su resistencia.

Para obtener los mejores resultados de la práctica del método Pilates, al empezar debe asegurarse de que su cuerpo está correctamente alineado.

Aprendiendo la práctica del método Pilates

Esta sección le proporciona una introducción básica al método Pilates, que puede ser muy útil a aquellos que quieran saber más del método y cómo realizar algunos de los ejercicios. Este método está recomendado sobre todo para gente que no tenga graves problemas de salud y que no estén en tratamiento médico o sufran lesiones físicas.

En caso de que usted padezca alguna enfermedad o lesión, o tenga alguna duda sobre su estado físico y la idoneidad del método Pilates para su caso, consulte a su médico antes de comenzar a practicarlo.

Este libro tampoco pretende ser un substituto de un profesor cualificado del método Pilates. Es más, si usted decide profundizar en el conocimiento y práctica de dicho método, le recomendamos firmemente que busque cerca de su casa algún centro donde poder recibir clases de un instructor cualificado (véase pág. 63).

Cómo actúa el método Pilates

Los ejercicios del método Pilates actúan sobre el cuerpo de una forma muy efectiva. En lugar de trabajar sólo sobre un grupo de músculos determinados, considera el cuerpo como un "todo". La práctica de este método le proporcionará los recursos necesarios para realizar de una forma más eficiente sus tareas cotidianas, como cargar con la compra, trabajar en el jardín o mover muebles. Asimismo, le dará mayor flexibilidad y ligereza de movimientos.

Emociones

La práctica del método Pilates puede contribuir a mejorar su salud, tanto a nivel físico como emocional. Asimismo, puede aumentar la confianza en sí mismo y hacerle sentirse mejor. También puede reducir el nivel de estrés y ayudarle a estar más relajado.

En una situación de amenaza, o en otras circunstancias que puedan provocar mucho estrés, se activa en el organismo el mecanismo de respuesta que se conoce como "luchar o huir". Ante una amenaza inmediata su cuerpo responde liberando adrenalina, a la vez que se aceleran el ritmo cardíaco, el metabolismo y la respiración, y cortisol y otras hormonas se ponen en circulación por todo el organismo. Cualquier función que no sea esencial para la supervivencia inmediata –incluidos el sistema inmunológico o la digestión– se detiene de forma automática.

Este mecanismo de defensa prepara al cuerpo para un gran esfuerzo físico inminente, algo que sin duda ayudó a nuestros antepasados a escapar de sus depredadores. El esfuerzo físico para acometer la huida o luchar libera estrés. Una vez que el peligro ha pasado y se ha

El método Pilates y el cuerpo

El método Pilates es un excelente sistema de ejercicios para tonificar y poner en forma nuestro cuerpo. Actúa a muchos niveles, como por ejemplo:

- Emociones.
- Nervios.
- Tejidos.
- Músculos.
- Huesos.

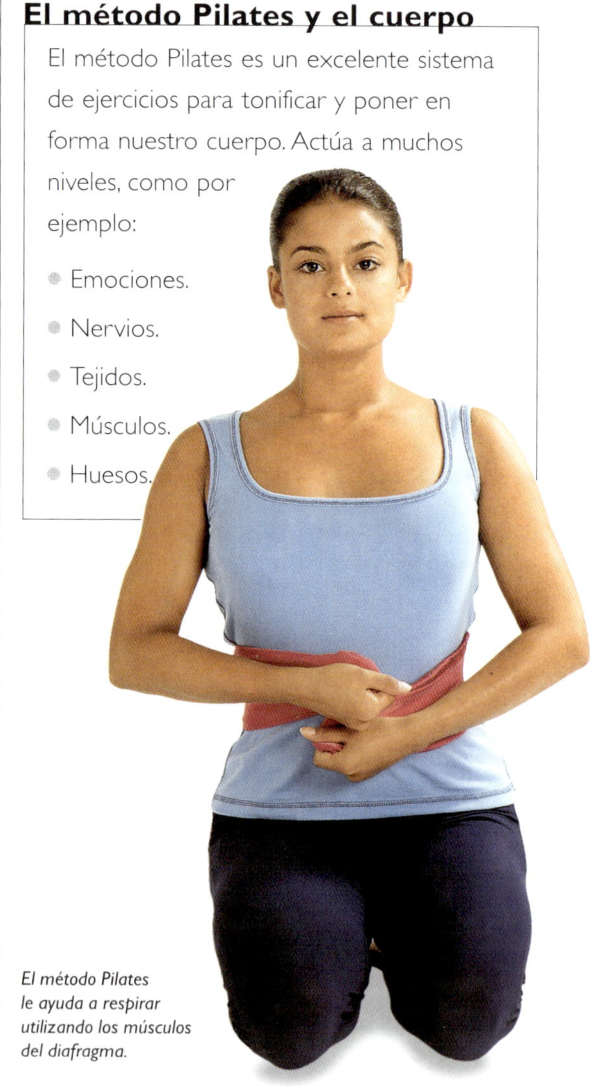

El método Pilates le ayuda a respirar utilizando los músculos del diafragma.

realizado el esfuerzo físico correspondiente, el organismo vuelve a la normalidad.

Sin embargo, no siempre podemos contrarrestar la respuesta del estrés. Y en estos casos las sustancias químicas generadas permanecen en el cuerpo, minando su energía y obstaculizando la digestión y el sistema inmunológico. El método Pilates ayuda a reducir la respuesta frente al estrés, permitiendo que nuestro organismo recupere su funcionamiento normal. La respiración se hace más relajada, el ritmo cardíaco desciende y se estabiliza y los procesos metabólicos se regularizan. Además, digerimos la comida con mayor facilidad y nos hacemos más resistentes a padecer resfriados. A medida que nos vamos relajando, nuestro humor mejora y nos sentimos más felices.

Tejidos

Los ejercicios del método Pilates pueden ayudar a tonificar los tejidos conjuntivos que rodean, protegen y sostienen partes vitales del organismo, incluidos los huesos, los tendones y los músculos. La práctica regular de este método durante un cierto período de tiempo fortalece estos tejidos conjuntivos, lo que comporta una mayor coordinación de movimientos y reduce el riesgo de padecer lesiones.

Nervios

El cerebro y la médula espinal son centros del sistema nervioso central, pero en realidad este último consiste en una extensísima red de células que transporta información entre todas las partes del cuerpo y cuyo fin es controlar las actividades y el funcionamiento del organismo.

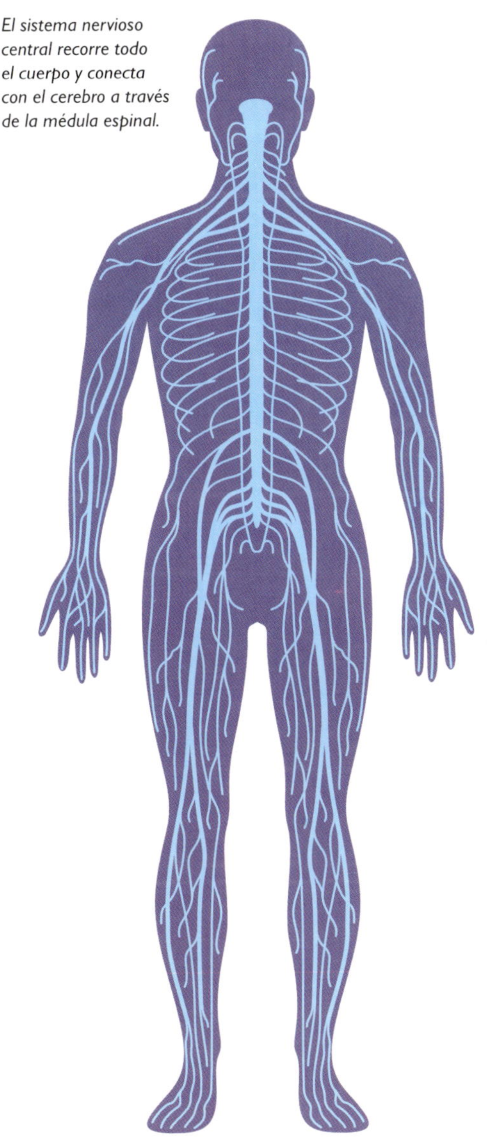

El sistema nervioso central recorre todo el cuerpo y conecta con el cerebro a través de la médula espinal.

Asimismo, es el responsable del movimiento y la coordinación. Los impulsos nerviosos parten del cerebro y llegan a él y nos dicen cómo nos sentimos. Además coordinan nuestros movimientos. El método Pilates nos ayuda a encontrar un equilibrio entre la relajación y la tensión, así como a tomar conciencia del sistema nervioso.

Músculos

Existen más de 650 músculos en todo el cuerpo, los cuales realizan un enorme trabajo. Permiten que podamos movernos, sentarnos o levantarnos, a la vez que controlan funciones clave del organismo. El corazón, por ejemplo, es un gran músculo que bombea sangre por todo el cuerpo. El estómago y el intestino son también músculos y son los responsables de los procesos de digestión. El método Pilates le ayuda a tonificar y fortalecer tales músculos, para que trabajen de forma más eficiente.

Aislar un músculo o un grupo de músculos durante el ejercicio físico es contrario a los principios del método Pilates. Éste incide en el trabajo de todo el cuerpo y así lo prepara de forma más concienzuda para la realización de las tareas cotidianas. Y, dado que los músculos suelen trabajar por parejas o por grupos, el ejercitar un solo músculo actuaría siempre en detrimento de otro. No obstante, es importante conocer dónde están situados los distintos músculos en el cuerpo, por lo que incluimos aquí un conciso recuadro de referencia.

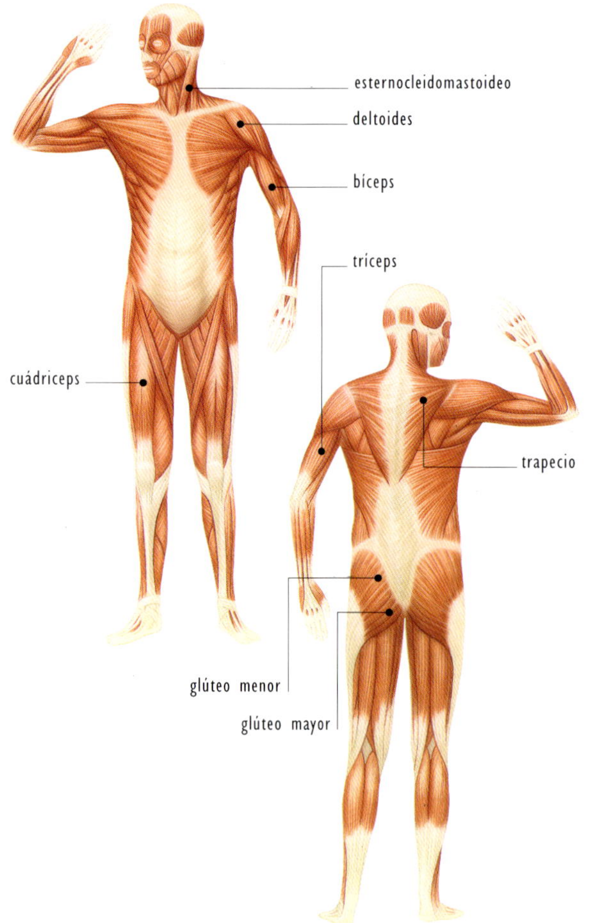

Músculos del cuerpo

Músculo	Área del cuerpo
Bíceps	En la parte anterior del brazo
Deltoides	En la parte superior de los hombros
Glúteo menor	Pareja de músculos en las nalgas, justo por encima de la parte blanda de las mismas
Glúteo mayor	Pareja de músculos en la parte blanda de las nalgas
Esternocleidomastoideo	A ambos lados y en la parte posterior del cuello
Cuádriceps	Situado en los muslos
Trapecio	Músculo plano y triangular que recubre la parte posterior del cuello y de los hombros
Tríceps	Músculo en la parte posterior del brazo

Huesos

Los ejercicios del método Pilates actúan sobre los huesos de la espalda para devolverles su alineación correcta y natural. Con la práctica regular se consigue mejorar la postura y la coordinación de movimientos. Los ejercicios también aumentan la estabilidad, lo que a su vez le permitirá realizar los movimientos y ejercicios de forma más eficiente. La práctica regular del método Pilates también confiere mayor movilidad a las articulaciones y hace posible que todo el cuerpo trabaje de forma suave. Esto puede serle de especial provecho a medida que se vaya haciendo mayor, porque así cuando llegue a la vejez tendrá una buena movilidad y podrá estar más activo.

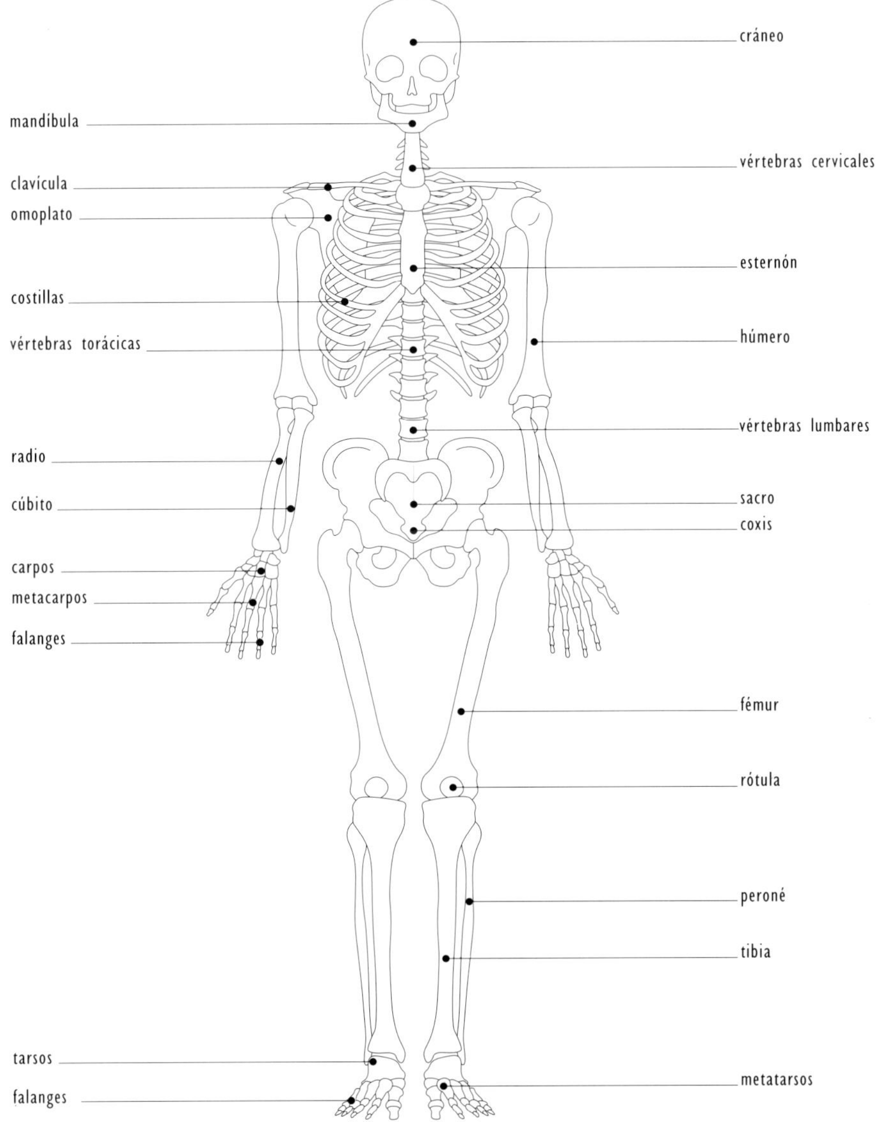

Equipo, ambiente y seguridad

Si bien es cierto que Joseph Pilates concibió ingeniosos artilugios para mejorar el rendimiento de sus ejercicios y que no cabe duda que tales aparatos, utilizados en programas de entrenamiento específicos, pueden producir resultados satisfactorios, no es preciso que usted compre un equipo especial para practicar este método.

¿Dónde practicarlo?

Si usted tiene un centro del método Pilates cerca de su casa, puede serle de gran ayuda asistir a él, pero no es imprescindible. Cualquiera puede practicar el método Pilates cómodamente en su casa. No necesita aparatos especiales para hacer los ejercicios propuestos, pero, eso sí, debe asegurarse de que su zona de trabajo sea a la vez confortable y segura. Para los ejercicios de suelo, es importante que disponga de una alfombra o pequeña manta de viaje que le ayude a proteger la columna.

A medida que progrese en la realización de ejercicios cada vez más avanzados, puede ser que decida invertir en una gruesa colchoneta de deporte, aunque este aspecto no es esencial.

La zona de trabajo debe estar lo bastante caldeada como para que usted pueda mantener los músculos relajados. Sin embargo, evite trabajar en espacios muy soleados o cerca de calefactores, porque su cuerpo podría calentarse demasiado. Asegúrese de que el suministro de aire sea el adecuado y de que no haya desorden ni obstáculos a su alrededor.

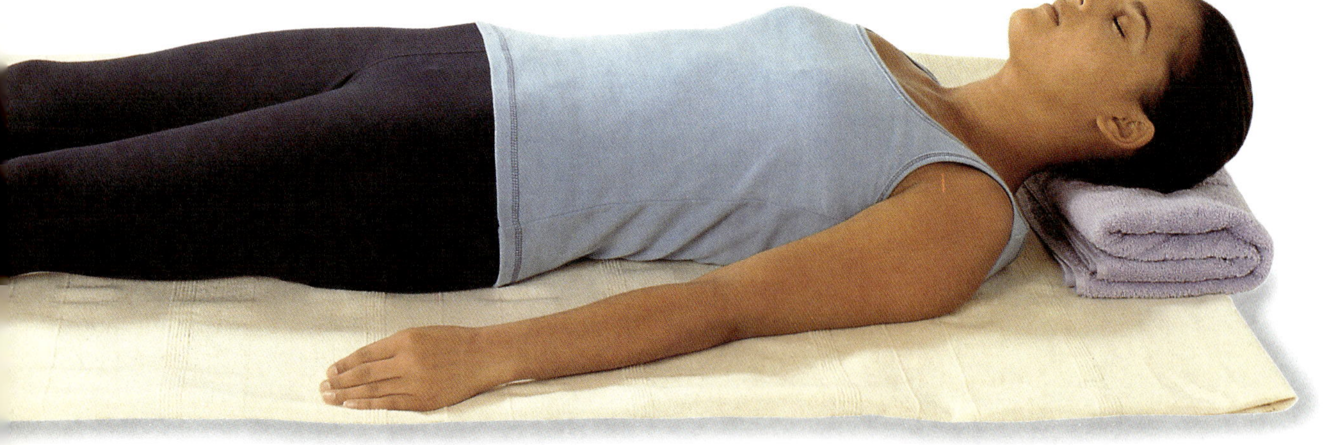

La colchoneta protege su columna y le ayuda a no enfriarse cuando practique en el suelo; una toalla doblada le puede servir para alinear el cuerpo correctamente.

¿Qué ponerse?

Lo ideal serían unos leotardos o unos pantalones cortos u otra ropa de deporte, ya que así podrá observar sus músculos mientras los ejercita. Con todo, tampoco es necesaria una vestimenta especial, basta con que utilice cualquier prenda cómoda y amplia que ya tenga. Evite las prendas que le aprieten la cintura. Es preferible que escoja ropa de algodón, puesto que es más fresca. Con respecto al calzado, se puede practicar descalzo o con zapatillas deportivas. Recuerde quitarse el reloj y cualquier joya que lleve puesta antes de empezar los ejercicios.

Duración de la sesión

Usted puede practicar el método Pilates siempre que lo desee y a cualquier hora del día. Algunas personas prefieren practicar durante la mañana, otras por la tarde. La elección es suya. No obstante, debe evitar realizar los ejercicios justo después de alguna comida o si se sintiera indispuesto. La duración de las sesiones puede oscilar entre apenas cinco minutos y una hora.

Algunas personas prefieren hacer sólo una sesión diaria de 15 a 30 minutos, mientras que otras se decantan por hacer varias sesiones cortas en el transcurso del día. Sea como sea, lo más importante es que lo haga de forma regular y que no se precipite. Si sólo dispone de cinco o diez minutos de tiempo libre, es mejor que insista en la calidad de los ejercicios más que en su cantidad; en este caso, planifique ejercicios cortos para así poderlos realizar despacio y bien. No intente acelerar los movimientos para poder incluir más ejercicios en su sesión. Si desea obtener resultados estables en un espacio de tiempo razonablemente corto, debería plantearse realizar sesiones de 15 minutos al menos cuatro veces por semana. No obstante, cualquier ratito que le dedique al método Pilates no será en vano. Las sesiones cortas que pueda llevar a cabo durante los descansos del trabajo pueden ser particularmente beneficiosas para reducir el estrés y aumentar la relajación.

Una de las características más positivas del método Pilates es su adaptabilidad: usted puede practicarlo cuando y donde más le convenga.

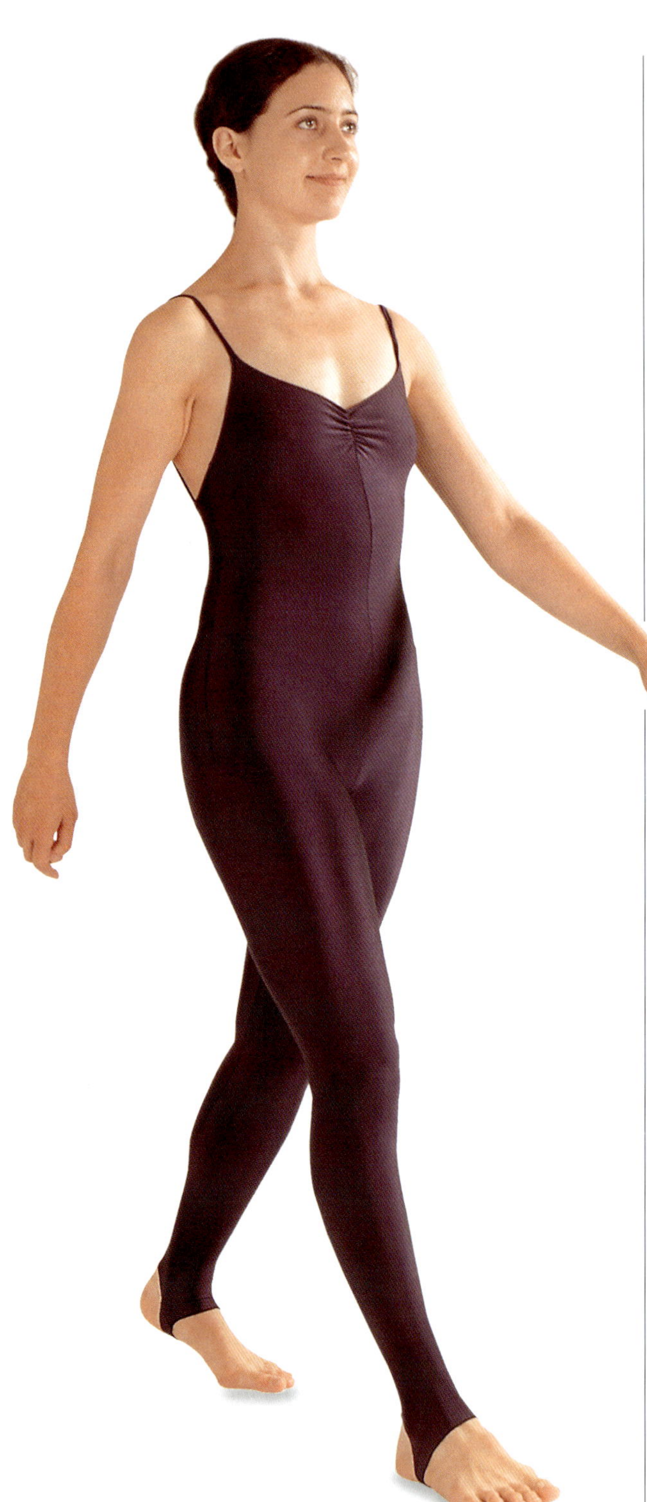

Seguridad

Con independencia de que usted haya optado por una sesión de cinco minutos o por otra de una hora, siempre debe incluir en ellas un precalentamiento, para evitar así posibles lesiones. Si sus músculos están fríos, lo natural es que se tensen y en tales condiciones es cuando suelen producirse las lesiones. Caminar a paso ligero durante unos minutos allí donde vaya a realizar la sesión o bien en el exterior le ayudará a calentar el cuerpo. También hay ejercicios específicos para calentar que usted puede hacer al principio de cada sesión; una selección de éstos se incluye más adelante.

Si padece alguna lesión o dolencia, está usted embarazada o tiene alguna duda sobre si su condición física le permite practicar los ejercicios del método Pilates, busque asesoramiento médico cualificado antes de empezar cualquiera de los ejercicios de este libro. El método Pilates se puede practicar durante el embarazo, pero sólo después de haber consultado con su médico y bajo la dirección de un instructor cualificado.

En ocasiones, algunos ejercicios del método Pilates pueden agravar ciertos síntomas de la menstruación, por lo que, si tiene alguna duda, es mejor que los evite hasta pasado el período. De la misma manera, si ha sufrido recientemente alguna enfermedad leve, como un resfriado o infección de garganta, evite realizar ejercicios hasta pasadas dos semanas del cese de los síntomas.

Es necesario realizar un precalentamiento antes de una sesión del método Pilates para evitar lesiones; si sus músculos están fríos y tensos, corre el riesgo de hacerse daño.

Otros consejos de seguridad

Debe beber mucha agua durante todo el día. La cantidad diaria recomendada oscila entre un litro y medio y dos litros. Y ponga especial atención en no deshidratarse durante la sesión de ejercicios. Si su cuerpo se deshidrata, puede sufrir multitud de síntomas, tales como náuseas, dolor de cabeza y agotamiento. Una ingestión adecuada de agua le ayudará a eliminar las toxinas y otros residuos de su cuerpo y le hará sentirse fresco y enérgico para su sesión de ejercicios.

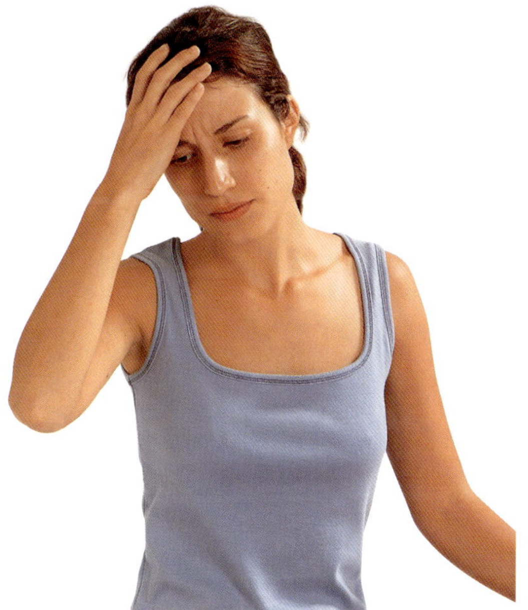

El agua ayuda a eliminar las toxinas del organismo; un déficit de agua puede provocarle dolores de cabeza, náuseas y cansancio.

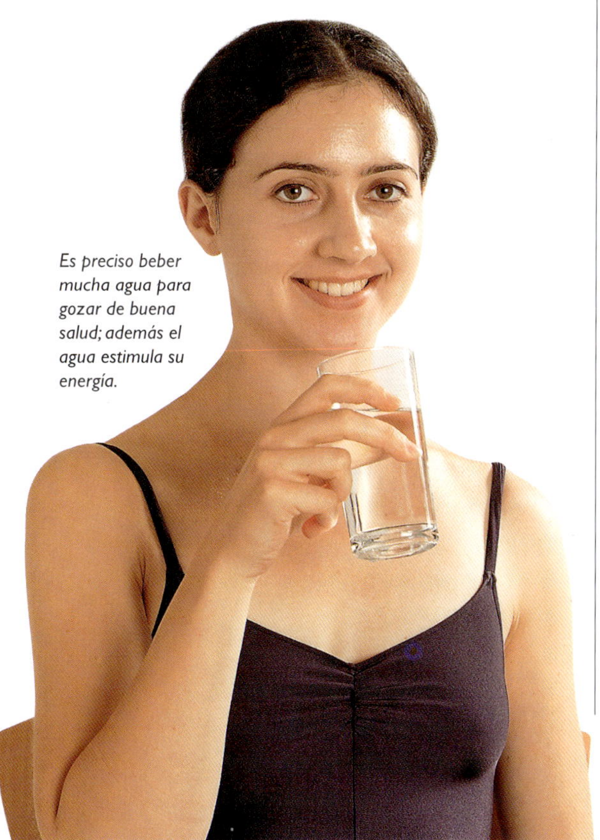

Es preciso beber mucha agua para gozar de buena salud; además el agua estimula su energía.

Al principio, ciertos ejercicios pueden sentirse de forma muy tenue y esto puede resultarle algo decepcionante, pero tenga en cuenta que los efectos se manifestarán al día siguiente. Por consiguiente, es mejor que se lo tome con calma y no fuerce hasta el punto de sentirse incómodo. Nunca se ponga tenso y, si siente algún dolor agudo o repentino —señal de que se ha excedido—, deténgase al instante. No hay prisa ni presión; tómese el tiempo que necesite para realizar los ejercicios y no trate de hacer mucho en poco tiempo.

Finalmente, al terminar los ejercicios trate de no quedarse quieto enseguida. Manténgase activo durante unos minutos, aunque sólo sea dando una vuelta por su casa o yendo de una habitación a otra. Esto le permitirá a su cuerpo recuperar su ritmo normal.

Mente y cuerpo

Una de las diferencias clave del método Pilates respecto a otras muchas formas de hacer ejercicio es que éste utiliza el poder mental como ayuda para realizar los ejercicios físicos. Este acercamiento entre el cuerpo y la mente ha abierto todo un mundo de nuevas posibilidades en el ámbito del ejercicio físico. El trabajo conjunto de cuerpo y mente permite crear las condiciones ideales para que el ejercicio sea armonioso, equilibrado y concentrado.

Defina sus objetivos

Antes de comenzar un nuevo programa de ejercicios, le ayudará tener una idea preconcebida, o simplemente un planteamiento aproximado, de cuáles son sus metas. Si lo que usted quiere es modelar su cuerpo y sacar el mayor partido a su constitución natural, sepa que puede obtenerlo con el método Pilates. También puede conseguir parecer más alto, esbelto y estilizado. Pero quizás prefiera mejorar su postura, fortalecer su musculatura o conseguir una mayor flexibilidad. Y, si lo que ha decidido es adelgazar, el método Pilates le ayudará a tonificar y modelar su cuerpo, pero no le hará perder peso por sí solo. Para alcanzar los mejores resultados en este terreno, necesitará además reajustar su dieta, así como realizar ciertos ejercicios específicos para quemar grasas. Así pues, antes de empezar, tómese el tiempo preciso para decidir qué es lo que pretende obtener con el método Pilates y mantenga este objetivo en su mente mientras practica. Estar atento a sus objetivos puede ayudarle a conseguirlos de forma más rápida.

Tómese su tiempo para concentrar la mente y plantearse qué pretende conseguir con el método Pilates.

Con el método Pilates usted puede conseguir una figura más esbelta y estilizada, pero, si además quiere perder peso, debería ajustar también su dieta.

El poder de la visualización

La mente tiene un extraordinario poder para provocar cambios en el cuerpo. Esto es debido a que nuestro organismo no distingue entre las cosas que visualiza y la realidad propiamente dicha. Por este motivo, si por ejemplo visualizamos una situación de mucho estrés, nuestro cuerpo pondrá en marcha el mecanismo de respuesta conocido como "luchar o huir" (véase pág. 12), lo que provocará a su vez una descarga de adrenalina y de sustancias antiinflamatorias en el organismo e interrumpirá ciertos procesos corporales como la digestión. En cambio, si nos visualizamos en una situación verdaderamente gozosa, el cuerpo responderá con la liberación al organismo de sustancias químicas "felices", tales como las endorfinas.

Usted puede aprender a usar el poder de la visualización como ayuda en sus ejercicios. Para empezar, el simple hecho de visualizarse a sí mismo tal y como desearía ser le ayudará a que este deseo se manifieste a nivel físico. Y esto, a su vez, le ayudará a mantener una motivación elevada. Igualmente, practicar la visualización puede serle de utilidad para obtener una buena postura y realizar los ejercicios de forma

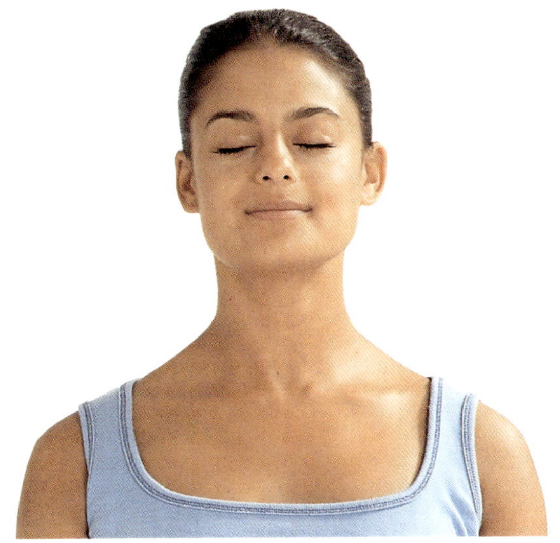

Visualizar una situación positiva puede ayudarle a que ésta se convierta en realidad. Así pues, no olvide concentrar sus pensamientos antes, durante y después de los ejercicios.

correcta. Por ejemplo, imaginar que la parte inferior de su espalda está anclada al suelo y que empuja su ombligo en dirección a la columna le ayudará a ejercitar los músculos adecuados y favorecerá que realice el movimiento requerido correctamente.

Así pues, la visualización puede ser un poderoso aliado en cualquier entrenamiento físico, y no cuesta nada incorporarla. Debería usarla con la mayor frecuencia posible, si quiere conseguir los mejores y más rápidos resultados.

Imaginar que empuja su ombligo en dirección a la columna vertebral le ayudará a trabajar los músculos adecuados.

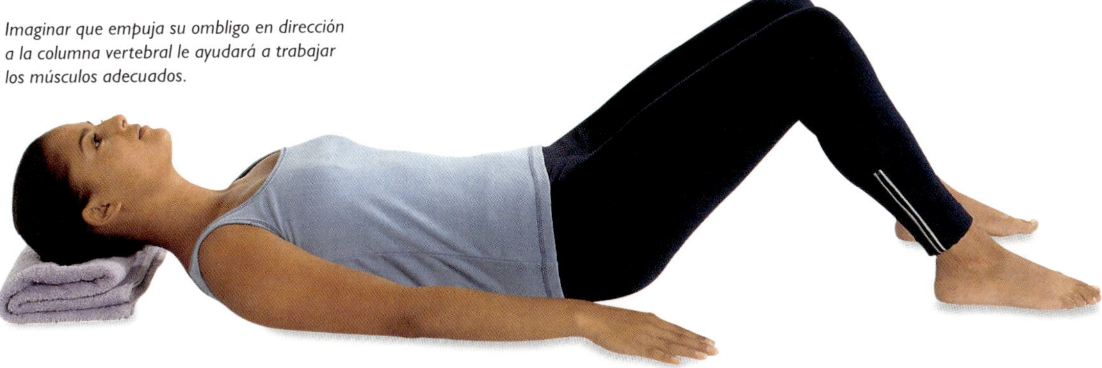

Aprender a respirar de forma correcta

Una respiración correcta es un factor de vital importancia para conseguir un buen suministro de oxígeno en los pulmones: el oxígeno vivificador purifica la sangre y da energía al cuerpo. A pesar de que de niños lo natural es que respiremos correctamente, mucha gente, a lo largo de su vida, desarrolla hábitos de respiración incorrectos o deficientes. La técnica correcta de respirar puede dominarse con un poco de paciencia.

Beneficios de una respiración correcta

La respiración es un asunto de vital importancia. Respirar de forma correcta le aporta muchos beneficios, como por ejemplo:

- Purificación de la sangre.
- Aumento de los niveles de energía.
- Transporte de nutrientes esenciales a tejidos vitales del organismo.
- Aporte de energía a órganos y músculos del cuerpo.
- Realización de los ejercicios de manera más eficiente.
- Suavidad de movimientos.
- Claridad mental.
- Control muscular.

La importancia de una respiración rítmica

Al inspirar usted introduce oxígeno en los pulmones. La acción de respirar también hace circular la sangre por el cuerpo. Al espirar, expulsa de los pulmones aire viciado y gases como el dióxido de carbono. Si contiene la respiración durante un esfuerzo físico, el dióxido de carbono se queda en los pulmones, se acumula en el cuerpo y debilita los músculos. Contener la respiración también puede provocarle un aumento de la presión sanguínea, ponerle tenso y hacerle derrochar energía. De todo esto se deduce que respirar de forma rítmica y continuada durante los ejercicios es de vital importancia.

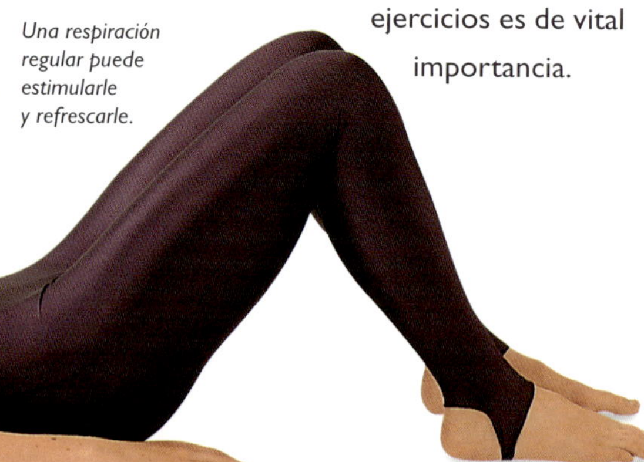

Una respiración regular puede estimularle y refrescarle.

Respiración leve

Mucha gente no respira con la profundidad necesaria. Sólo lo hacen con la parte superior del tórax, lo que comporta que la cantidad de oxígeno vivificador que llega al fondo de sus pulmones sea insuficiente. Es importante respirar profundamente para llenar los pulmones y asegurarse un aporte suficiente de oxígeno que dé energía y purifique el cuerpo.

Respiración abdominal

A mucha gente le han enseñado a respirar con el abdomen, el cual sube y baja durante la respiración. Esto asegura un buen suministro y expulsión de aire, pero no es aconsejable para el método Pilates.

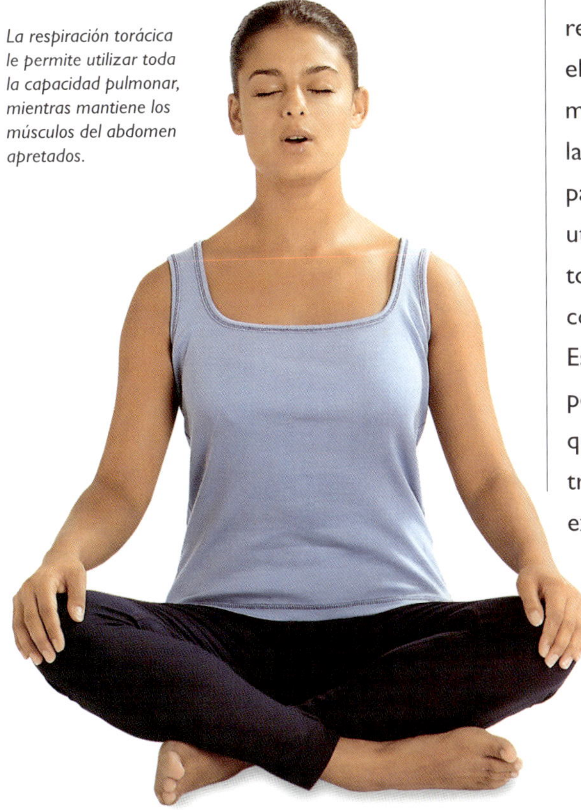

La respiración torácica le permite utilizar toda la capacidad pulmonar, mientras mantiene los músculos del abdomen apretados.

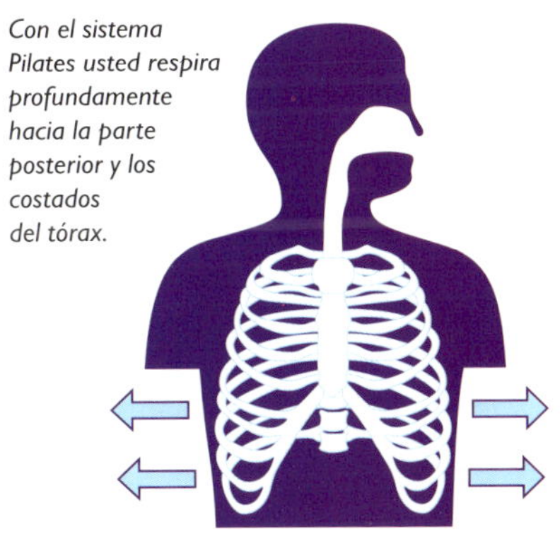

Con el sistema Pilates usted respira profundamente hacia la parte posterior y los costados del tórax.

Respiración correcta a la manera de Pilates

Joseph Pilates pensaba que un abdomen fuerte y prieto era primordial en su sistema de ejercicios, ya que de este modo se proporciona a todo el cuerpo la sólida estabilidad que requiere el método. Y, dado que para fortalecer el abdomen es preciso contraer y apretar los músculos abdominales, Pilates concluyó que la respiración abdominal no era apropiada para sus ejercicios. En su lugar, decidió utilizar el método denominado "respiración torácica", a la que a veces también se conoce con el nombre de "respiración costal". Este método implica respirar hacia la parte posterior e inferior del tórax: a medida que el aire entra en los pulmones, la parte trasera y los costados de la caja torácica se expanden, para después, al espirar, contraerse de nuevo. De esta manera, durante la respiración, el abdomen puede permanecer contraído y apretado y no interfiere para nada en el llenado completo de los pulmones.

Respiración torácica

He aquí un excelente ejercicio que le ayudará a respirar a la manera de Pilates. No es difícil hacerlo, aunque si se ha acostumbrado a otro tipo de respiración le tomará un tiempo habituarse a ella. Al principio necesitará un trozo largo de tela o un pañuelo o bufanda, para rodear la parte inferior del tórax y así realizar el movimiento respiratorio de forma correcta. Cuando vea que domina la técnica de forma natural, puede prescindir de esta ayuda.

1

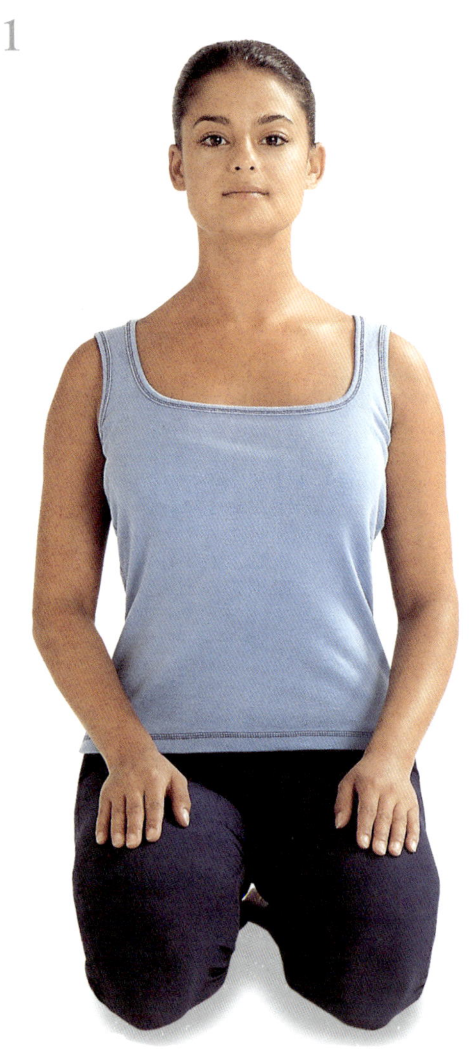

Arrodíllese en el suelo. Mantenga los pies juntos a la altura de los dedos, pero deje que sus talones caigan hacia los lados de forma natural; luego siéntese sobre ellos, de modo que sus nalgas descansen sobre los talones. Como alternativa a esta postura, siéntese en una silla con la espalda erguida. Mantenga su cuerpo recto.

2

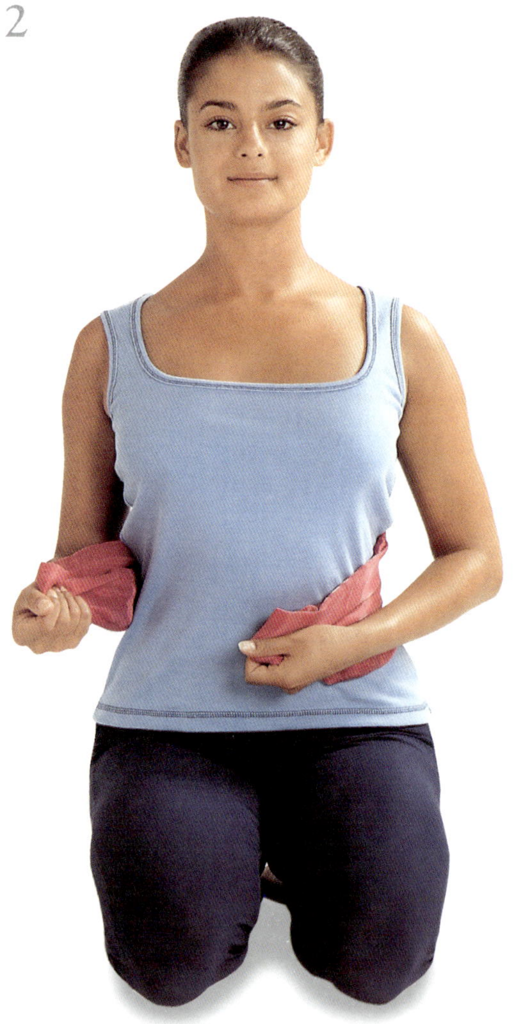

Rodee la parte inferior del tórax con la tela y traiga sus extremos hacia delante. La tela debe estar colocada sobre la parte central del tronco, rodeando la parte inferior de la caja torácica. Mantenga los hombros bajados y deje que los codos se aparten ligeramente de los costados del cuerpo.

Consejo

Recuerde que debe espirar todo lo posible, pero sin forzar. Si no está seguro de cómo hacerlo, simplemente respire de forma rítmica y no contenga la respiración.

Precaución

Si se siente indispuesto o mareado mientras realiza este ejercicio, pare de inmediato, aflójese la tela y respire con normalidad.

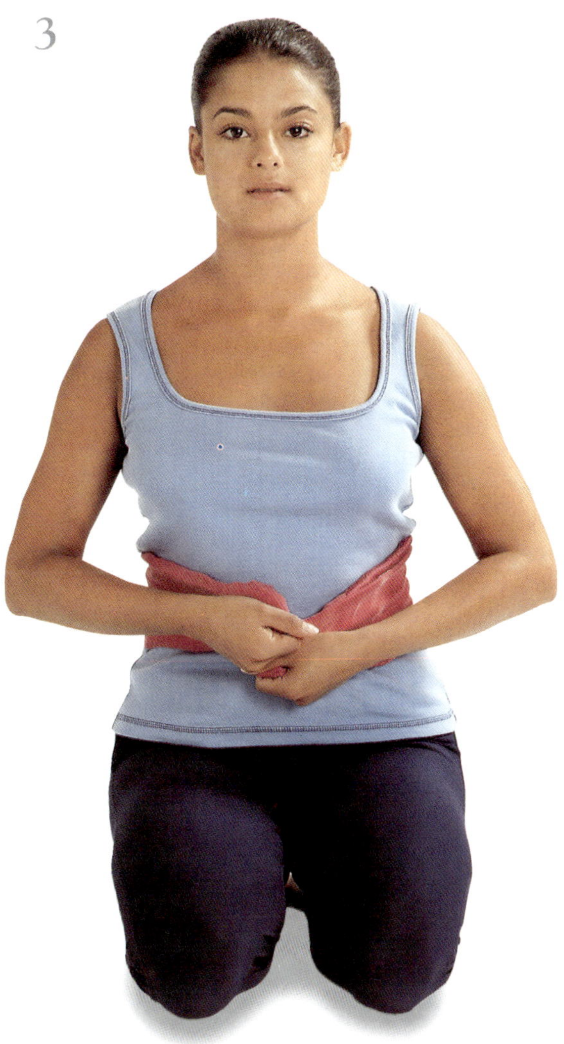

3

Tire de ambos extremos de la tela a la vez y ajústesela bien en la parte inferior del tórax. Si lo cree oportuno, entrecruce las manos delante para poder asir la tela con firmeza. Sin embargo, no debe estirar demasiado de la tela, para evitar sentirse incómodo.

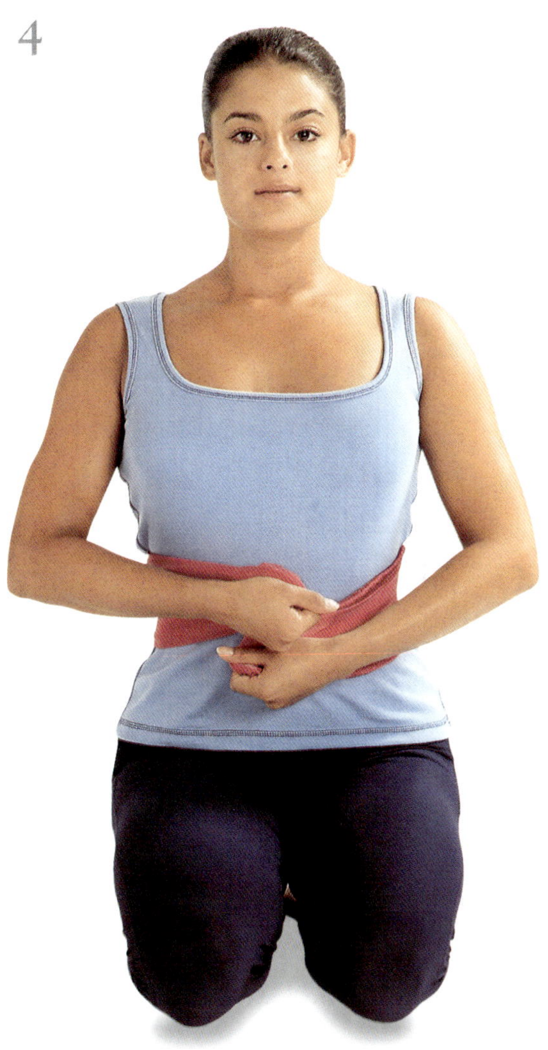

4

Inspire lenta y profundamente y sienta cómo la parte posterior y los costados de su caja torácica empujan contra la tela. Afloje ésta un poco. A medida que espire, sienta cómo se contraen la parte posterior y los costados de su caja torácica. Ajústese la tela para ayudar a vaciar los pulmones. Repita todo el ciclo de 8 a 10 veces. Luego, relájese.

Centrar el cuerpo

Según Joseph Pilates, el centro de nuestro cuerpo se sitúa en la zona comprendida entre los músculos abdominales y las nalgas. Imagínese esa zona como una banda que aprieta el cuerpo por detrás y por delante. Pilates la llamó la "central eléctrica" y diseñó sus ejercicios para que la energía y fuerza generadas en este centro se transmitieran al resto del cuerpo.

Pilates no fue el único en creer que la zona abdominal es la fuente de la fuerza física. Así, por ejemplo, muchas disciplinas orientales también consideran que la fuente de salud, energía y fuerza está localizada en el vientre. En efecto, ciertos sistemas chinos, como la Medicina Tradicional China, el tai chi chuan o el kung fu sostienen que el almacén del *chi* (la energía vital) está situado en el *tantien*, o zona abdominal. En algunos movimientos, como los puñetazos, la energía que se genera en el abdomen se transmite a los brazos, dándoles la potencia necesaria para realizar el movimiento. De la misma manera, las potentes patadas, características del kung fu, han sido previamente generadas en el abdomen y las caderas.

Lo que la "central eléctrica" de su cuerpo es capaz de hacer

Piense en la "central eléctrica" como en el centro de su cuerpo desde donde fluye toda la energía y el movimiento. Cuando la "central eléctrica" se refuerza, los efectos pueden ser muy provechosos. La "central eléctrica" es capaz de:

- Sostener la columna vertebral.

- Conferir estabilidad al centro del cuerpo.

- Mejorar el equilibrio.

- Colaborar en la coordinación de movimientos y hacer que usted se mueva con soltura y fluidez.

- Proteger la parte inferior de la espalda.

- Tonificar los músculos abdominales y los del suelo pélvico.

- Aumentar la fuerza física.

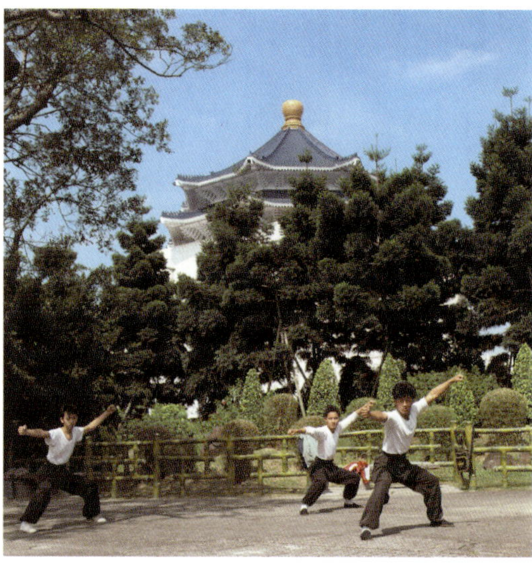

Al igual que Pilates, los practicantes de tai chi chuan consideran que la zona abdominal es el centro energético y del movimiento.

Fortaleciendo la "central eléctrica"

Para fortalecer su propia "central eléctrica" intente los siguientes ejercicios, que puede realizar tanto de pie, como sentado o tumbado.

Nota

Una vez que domine este ejercicio, podrá realizar la respiración torácica (véase pág. 24) a la vez que fortalece su "centro".

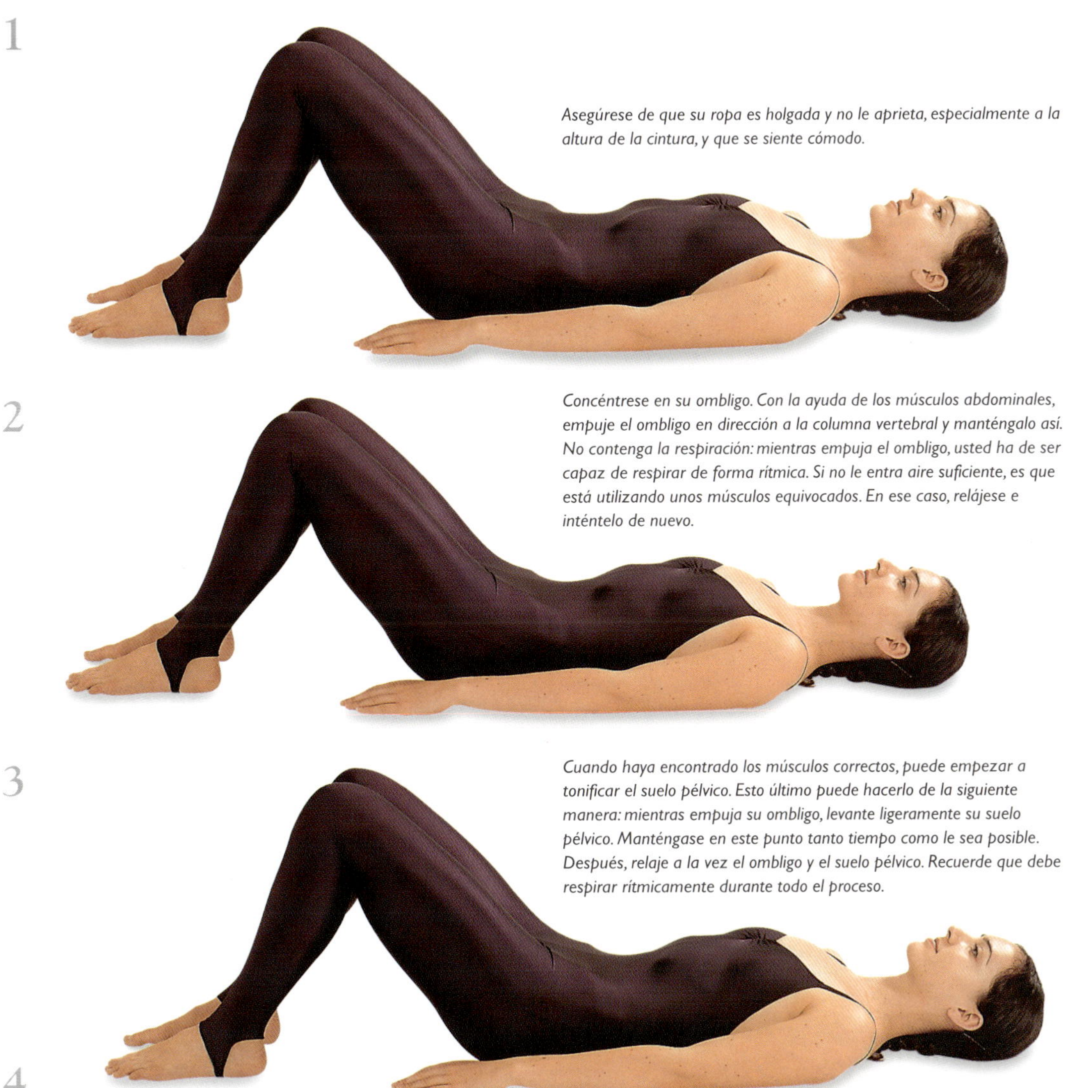

1

Asegúrese de que su ropa es holgada y no le aprieta, especialmente a la altura de la cintura, y que se siente cómodo.

2

Concéntrese en su ombligo. Con la ayuda de los músculos abdominales, empuje el ombligo en dirección a la columna vertebral y manténgalo así. No contenga la respiración: mientras empuja el ombligo, usted ha de ser capaz de respirar de forma rítmica. Si no le entra aire suficiente, es que está utilizando unos músculos equivocados. En ese caso, relájese e inténtelo de nuevo.

3

Cuando haya encontrado los músculos correctos, puede empezar a tonificar el suelo pélvico. Esto último puede hacerlo de la siguiente manera: mientras empuja su ombligo, levante ligeramente su suelo pélvico. Manténgase en este punto tanto tiempo como le sea posible. Después, relaje a la vez el ombligo y el suelo pélvico. Recuerde que debe respirar rítmicamente durante todo el proceso.

4

Cuando se familiarice con estos movimientos, debe mantenerlos tanto tiempo como le sea posible. Para poder respirar cómodamente durante períodos cada vez más largos, necesitará aflojar un poco la tensión de los músculos implicados, pero no del todo. A modo de guía, y con el objetivo de poder realizar estos movimientos por espacios de tiempo cada vez mayores, comience por empujar el ombligo sólo una cuarta parte de su recorrido potencial. La misma recomendación vale para el suelo pélvico.

La importancia de una buena postura

Una buena postura es un requisito esencial en nuestro día a día. La postura corporal puede afectar a nuestra salud y funcionamiento, así como a nuestro porte, equilibrio, la forma de movernos o la imagen que damos a los demás. También puede afectar a nuestro humor y a nuestras emociones.

Mucha gente concede poca importancia a sus hábitos posturales hasta que empiezan a tener dolores de espalda u otros problemas de salud.

No obstante, con un poco de perseverancia, la mayoría de los problemas posturales pueden evitarse.

A continuación, le damos algunos ejemplos de lo que una mala postura puede ocasionar:

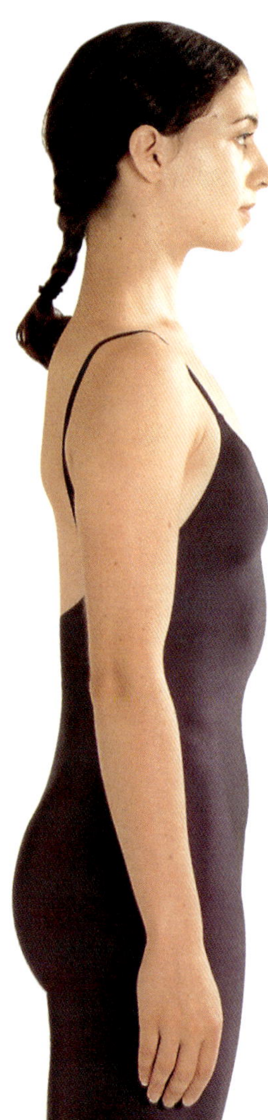

- Circulación deficiente.
- Dolores cervicales y de espalda.
- Contracciones musculares.
- Tensión y estrés.
- Dolores de cabeza.
- Fatiga.
- Problemas digestivos.
- Movimientos musculares deficientes.
- Equilibrio y coordinación deficientes.
- Debilidad.
- Dolor en las articulaciones.

Nuestros hábitos posturales y el cuerpo

A lo largo de los años, nuestra actividad diaria nos condiciona a tomar ciertas posturas con preferencia a otras. Si desconocemos que una determinada postura es mala, continuaremos tomándola hasta que se convierta en un hábito. Con el tiempo, la forma de nuestro cuerpo va "amoldándose" a cualquiera de las posturas adoptadas. Si nos sentamos dejándonos caer como un "saco de patatas" o al estar de pie tenemos una mala postura, nuestro cuerpo incorporará tales posturas o bien intentará compensar el estrés que provocamos a ciertas partes del cuerpo incidiendo de forma exagerada en otras zonas del mismo. Así, por ejemplo, es posible que los hombros se vengan hacia delante o que nos salga barriga. Cuando esto sucede, cualquier intento de adquirir la postura correcta nos resultará incómodo, porque el cuerpo ya ha comenzado a amoldarse a la postura incorrecta.

Al llegar a la edad adulta muchos de nosotros ya hemos empezado a desarrollar problemas posturales, en particular, los relacionados con la columna vertebral. De seguir así, es posible que suframos mucho en los años venideros.

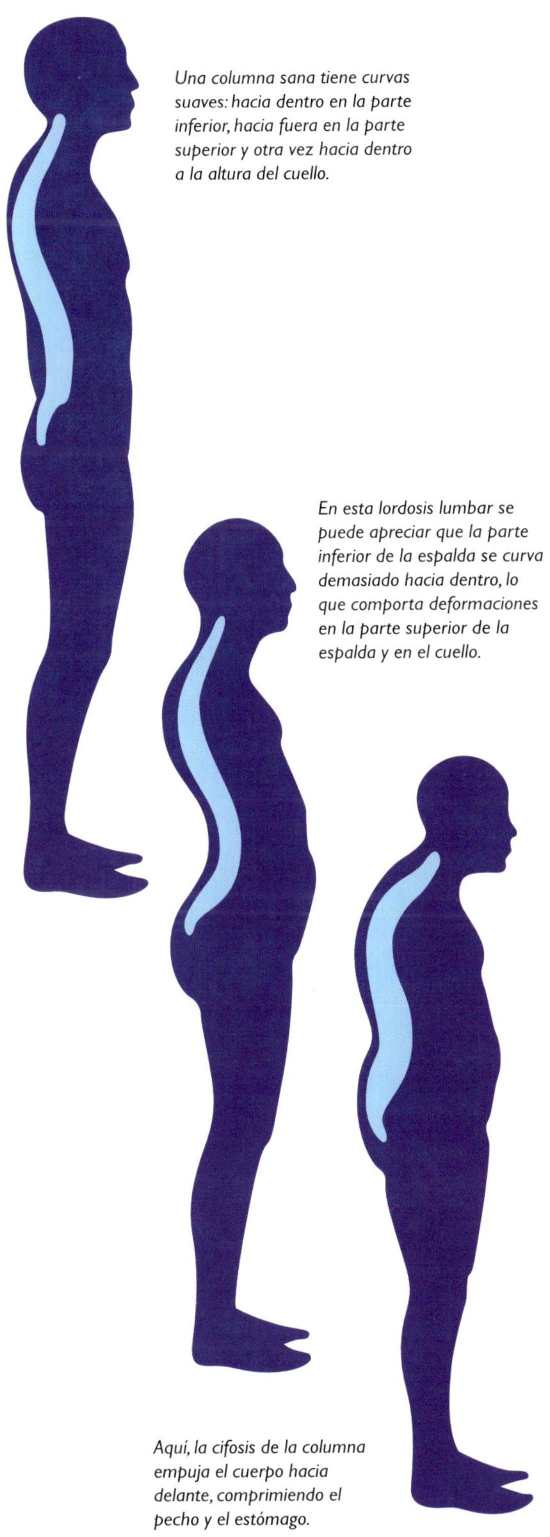

Una columna sana tiene curvas suaves: hacia dentro en la parte inferior, hacia fuera en la parte superior y otra vez hacia dentro a la altura del cuello.

En esta lordosis lumbar se puede apreciar que la parte inferior de la espalda se curva demasiado hacia dentro, lo que comporta deformaciones en la parte superior de la espalda y en el cuello.

Aquí, la cifosis de la columna empuja el cuerpo hacia delante, comprimiendo el pecho y el estómago.

Problemas posturales de columna

La lordosis es uno de los principales problemas de columna. Una postura deficiente debilita los músculos abdominales, empujando hacia fuera el vientre y creando en la parte inferior de la espalda una curvatura anormal hacia dentro. Esto provoca debilidad y dolor. La barriga y la cabeza se inclinan adelante y se producen contracturas en la parte alta de la espalda y en el cuello. También se resienten la circulación y la digestión.

En la lordosis cervical, los músculos de la parte posterior del cuello se contraen, los de delante se estiran y sobresale la barbilla. Con el paso del tiempo se puede producir una inflamación de la articulación e incluso artritis. Otro problema de columna es la cifosis torácica, que se caracteriza por una excesiva curvatura hacia delante de la espalda y la aparición de joroba en la parte superior de la misma. Todo ello puede afectar al corazón, obstaculizar la respiración y comporta una compresión del estómago y de los intestinos, con los consiguientes problemas de digestión.

A estos problemas, añadiremos la contractura de los trapecios; la basculación cifótica, que incluye problemas en la columna torácica y debilitamiento muscular; y la ptosis visceral, caracterizada por la inflamación y debilitamiento del abdomen y por malas digestiones.

Con el paso del tiempo, una postura deficiente y malos hábitos al sentarse pueden producir una deformación de la columna.

Corregir una mala postura

Sin embargo, no todo está perdido. Es perfectamente posible corregir una mala postura, pero se requiere tiempo y paciencia para convertirla en "natural" y cómoda. Algunos hábitos posturales incorrectos pueden ser eliminados de forma relativamente rápida, aunque a veces, claro está, arreglar un problema que lleve muchos años de evolución precisará más tiempo y perseverancia. Con todo, las recompensas de una buena postura compensan con creces el esfuerzo invertido. He aquí sólo algunos de los "premios" que usted puede ganar si corrige su postura:

- Músculos más fuertes.
- Mejor funcionamiento del corazón y del estómago.
- Mejor equilibrio y coordinación.
- Movimientos más suaves.
- Circulación más eficiente: el transporte de nutrientes por todo el organismo es más efectivo, con lo que mejora la salud, aumenta la energía y el aspecto físico es, por tanto, más atractivo.
- Fortalecimiento del sistema inmunológico para combatir enfermedades.

Cómo analizar su postura

Es bastante difícil que usted sepa si se sienta mal o si adopta una mala postura al estar de pie. Una de las maneras útiles de inspeccionar su postura es pedirle a alguien que le tome dos fotografías: una de perfil, de pie, y otra, también de perfil, sentado. Intente no modificar su postura para la foto, tan sólo adopte la postura que acostumbra a utilizar, una que le sea natural y cómoda.

Cuando tenga las fotografías, analícelas con detalle para descubrir cualquier signo de malos hábitos posturales. En el recuadro siguiente se incluyen algunos ejemplos de los signos más frecuentes que debería tener en cuenta.

De pie
Parte superior de la espalda encorvada
Vientre prominente
Cabeza o barbilla salientes
Aspecto desplomado

Sentado
Desplomado
Hombros caídos
Pecho comprimido
Parte inferior de la espalda curvada hacia fuera y abdomen comprimido

También es una buena idea explorar mentalmente su cuerpo en posición sentada o de pie. Escoja situaciones habituales de su vida cotidiana: quizás sentado en el despacho o de pie frente al fregadero de la cocina. Comience desde la cabeza y descienda hasta la planta de los pies y trate de sentir todos sus músculos y articulaciones durante el recorrido ¿Siente que alguna parte de su cuerpo se halla comprimida o tensa? ¿Siente dolor, rigidez o incomodidad en algún sitio? Éstos son los síntomas que revelan una postura incorrecta. Si piensa que de alguna forma éste es su caso (y posiblemente así sea), debería consultar lo antes posible a un instructor cualificado del método Pilates o a un fisioterapeuta, antes de que esto le cause mayores complicaciones.

Una fotografía suya puede darle las claves sobre su postura.

Lo que puede hacer el método Pilates

El método Pilates le puede ayudar a encontrar las posturas que le resulten a usted más eficientes y cómodas para estar sentado, de pie o tumbado. Corregir las posturas también le permitirá realizar los ejercicios de forma más eficiente y se sentirá menos cansado, porque habrá menos tensión en los músculos y en el resto de su cuerpo. Asimismo, respirará con mayor facilidad y se sentirá más vigoroso y renovado. Los ejercicios que presentamos seguidamente incluyen posturas de pie, sentado y tumbado. Antes de comenzar cada serie de ejercicios, le daremos unas directrices que le ayudarán a encontrar la postura correcta.

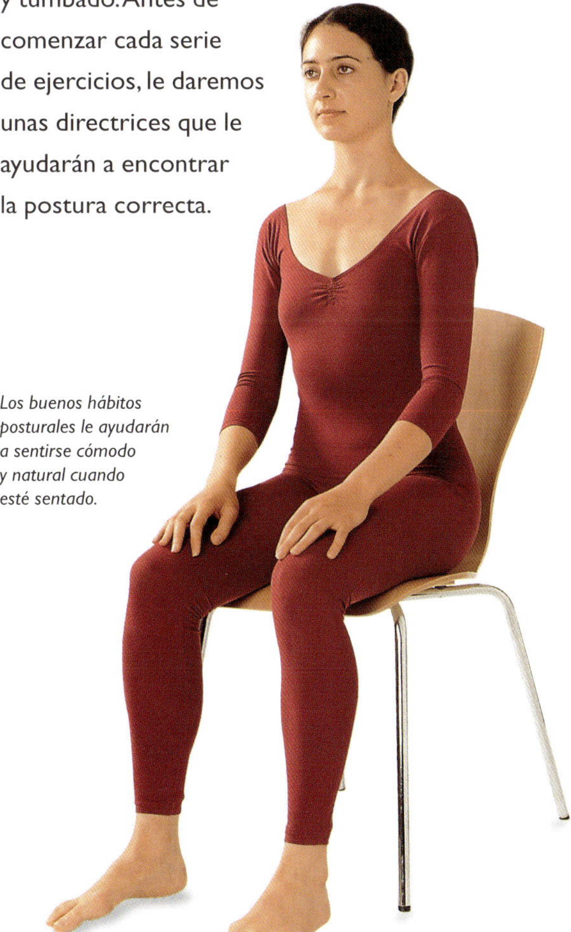

Los buenos hábitos posturales le ayudarán a sentirse cómodo y natural cuando esté sentado.

Cuerpo y movimiento

Aprender a moverse de forma correcta y caminar a paso adecuado son aspectos importantes de cualquier programa del método Pilates. Corregir el movimiento y la coordinación le ayudará a sacar el mayor partido de los ejercicios, así como a reducir el riesgo de lesiones.

El descanso necesario

Los humanos suelen realizar movimientos cortos y bruscos que resultan grotescos al compararlos con los de otros mamíferos más gráciles, como los gatos. Esto es debido a que el hombre tiende a tensarse cuando se mueve, mientras que el gato está siempre relajado.

Una tensión excesiva limita el movimiento y expone al cuerpo a sufrir una lesión. Cuando estamos tensos, necesitamos más energía para ponernos en movimiento. Y gastar demasiada energía puede, con el tiempo, fatigarnos y forzar nuestro organismo de forma innecesaria. Deberíamos economizar nuestra energía y no derrocharla sin sentido. Así pues, trate de cultivar el hábito de relajarse mientras se mueve. Explore su cuerpo con frecuencia, tanto antes como durante y después del movimiento, de forma que pueda evitar la tensión.

Los movimientos del método Pilates

A diferencia de otras muchas formas de ejercicio físico, con el método Pilates no es necesario que descanse entre repeticiones sucesivas. El movimiento debe ser continuo y cada nueva repetición ha de fluir de forma continuada y natural en el siguiente ejercicio. El único momento en el que debe detenerse es al acabar la sesión de ejercicios.

Reducir la velocidad del movimiento hace que los ejercicios sean más profundos y efectivos. Para demostrar este particular, intente el siguiente ejercicio.

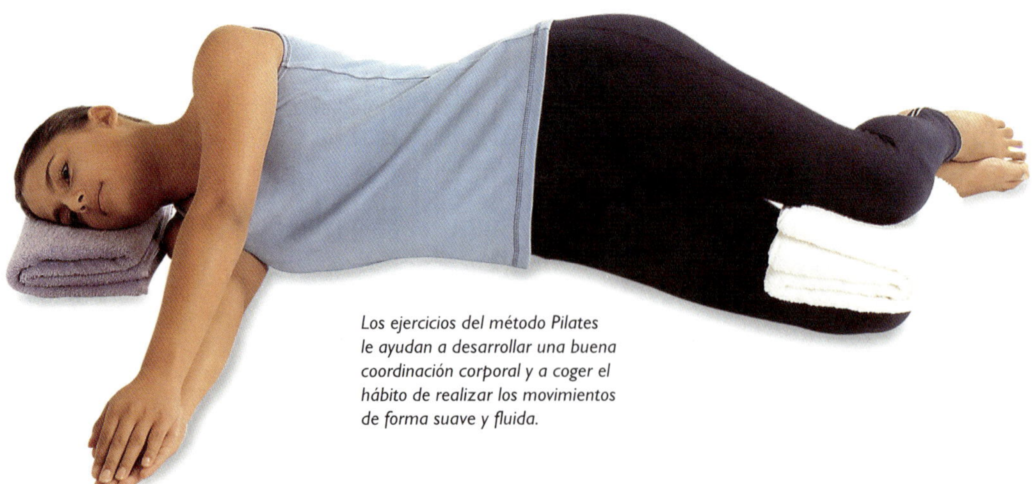

Los ejercicios del método Pilates le ayudan a desarrollar una buena coordinación corporal y a coger el hábito de realizar los movimientos de forma suave y fluida.

Alzamiento de cabeza

Asegúrese de que está lo más relajado posible mientras realiza este ejercicio. Utilice una alfombra o manta gruesas para proteger la columna y la cabeza. Evite practicar este ejercicio si tiene algún problema en el cuello. Si ha realizado este ejercicio de forma apropiada, debería sentir los músculos de su cuello más cansados al final del paso 3 que del 2, ya que levantar y bajar la cabeza de forma cada vez más lenta requiere un esfuerzo mayor. Y ésta es precisamente la manera de trabajar del método Pilates: movimientos cada vez más lentos para conseguir el mayor beneficio.

1

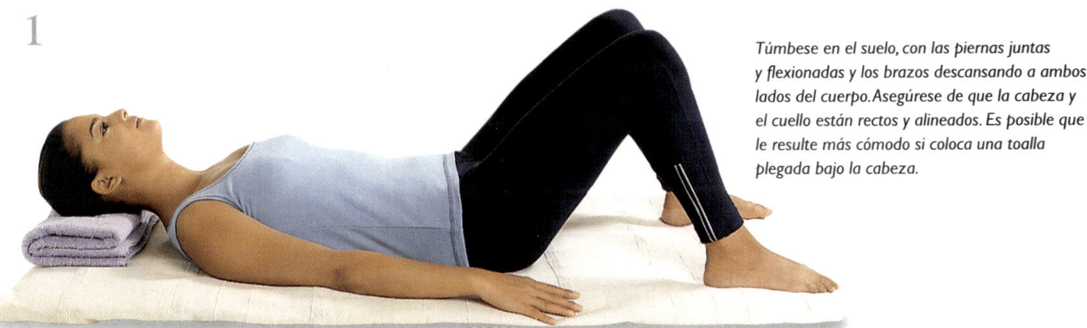

Túmbese en el suelo, con las piernas juntas y flexionadas y los brazos descansando a ambos lados del cuerpo. Asegúrese de que la cabeza y el cuello están rectos y alineados. Es posible que le resulte más cómodo si coloca una toalla plegada bajo la cabeza.

2

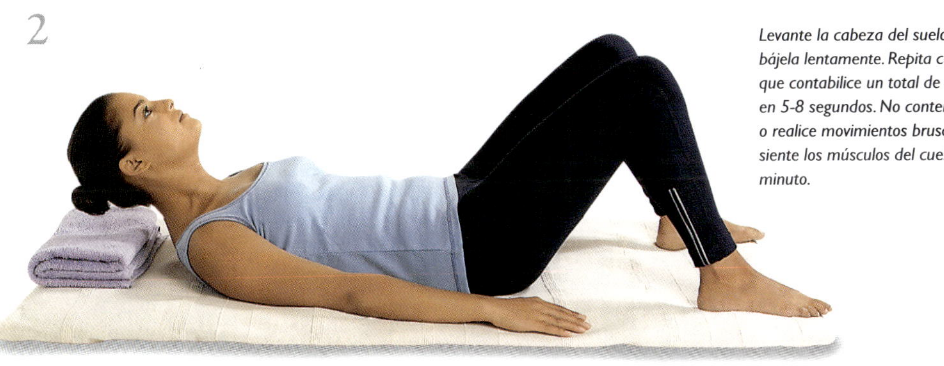

Levante la cabeza del suelo unos 5-6 cm, luego bájela lentamente. Repita cuatro veces, de forma que contabilice un total de cinco alzamientos en 5-8 segundos. No contenga la respiración o realice movimientos bruscos. Y ahora ¿cómo siente los músculos del cuello? Descanse un minuto.

3

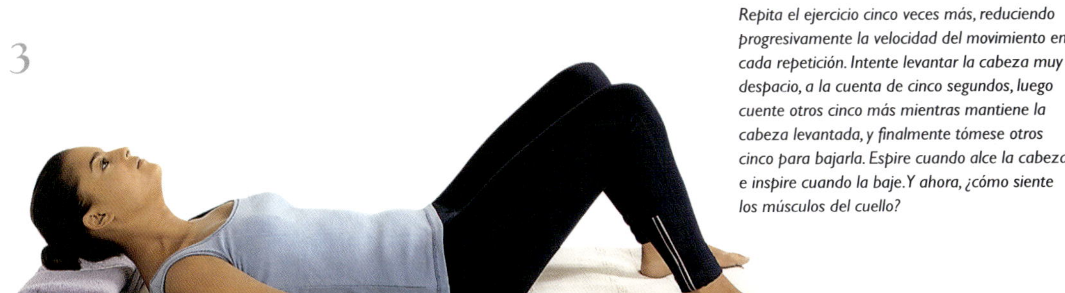

Repita el ejercicio cinco veces más, reduciendo progresivamente la velocidad del movimiento en cada repetición. Intente levantar la cabeza muy despacio, a la cuenta de cinco segundos, luego cuente otros cinco más mientras mantiene la cabeza levantada, y finalmente tómese otros cinco para bajarla. Espire cuando alce la cabeza e inspire cuando la baje. Y ahora, ¿cómo siente los músculos del cuello?

Entrar en movimiento

Los ejercicios del método Pilates son muchos y variados –de hecho, demasiados para incluirlos todos aquí–, por lo que las siguientes páginas sólo contienen una selección de los más básicos para empezar. Si desea conocer este método con mayor detalle, debería buscar un profesor cualificado del método Pilates que pueda confeccionar un programa de ejercicios personalizado y ajustado a su cuerpo y flexibilidad.

Calentar el cuerpo

Antes de realizar cualquier ejercicio físico, debería hacer siempre un precalentamiento de su cuerpo. No importa si ha programado una sesión de cinco minutos o de un hora, es preciso que precaliente su cuerpo antes de empezar; cuando los músculos están fríos tienden a tensarse y esto podría comportar alguna lesión.

Cómo realizar el precalentamiento

Existen diferentes métodos apropiados para precalentar el cuerpo. Por ejemplo, andar a paso ligero unos minutos, ya sea donde se vaya a realizar la sesión o en el exterior. Moverse a paso ligero favorece la circulación y prepara el cuerpo para el ejercicio. Nunca se sienta tentado por precalentar el cuerpo de forma artificial, utilizando un fuego u otra fuente de calor, ya que se calentaría en exceso.

También puede realizar ciertos ejercicios específicos de precalentamiento y así activar la circulación. Para empezar, he aquí algunos ejemplos bien fáciles.

Balanceo de brazos

Realice este ejercicio con delicadeza y haga movimientos lentos y controlados.

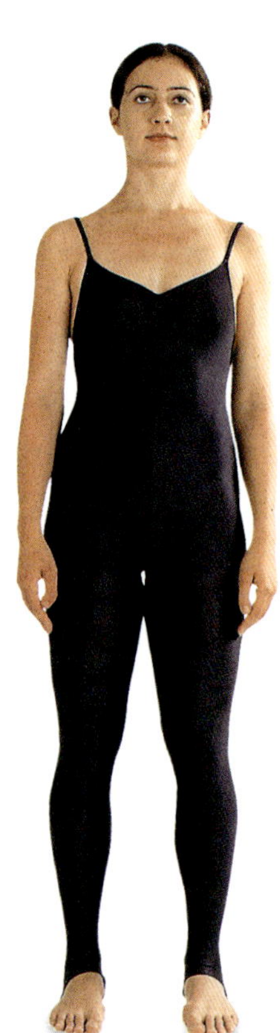

1

Manténgase erguido, con los pies separados a la altura de los hombros; los brazos a los lados. No bloquee las rodillas.

Consejo

Recuerde que ha de beber mucha agua durante el día para evitar deshidratarse cuando haga ejercicio.

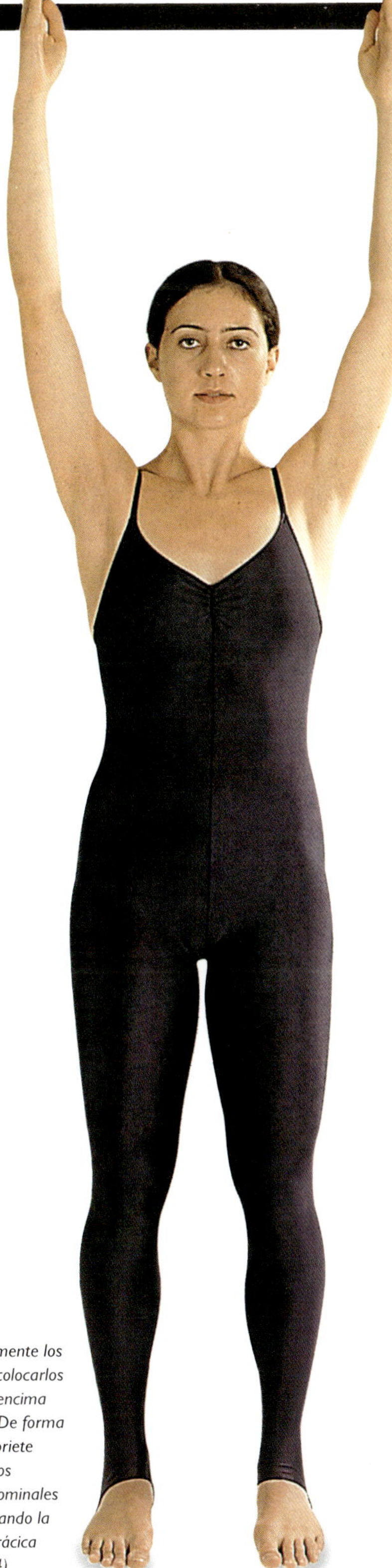

3

Con los abdominales hacia dentro, espire y balancee los brazos hasta que sobrepasen sus rodillas, doblando el cuerpo mientras lo hace. No deje caer los brazos de forma brusca: los movimientos deben ser lentos, controlados y fluidos.

2

Levante lentamente los brazos hasta colocarlos estirados por encima de la cabeza. De forma simultánea, apriete hacia dentro los músculos abdominales e inspire utilizando la respiración torácica (véase pág. 24).

4

Inspire y balancee los brazos hacia atrás, hasta colocarlos por encima de la cabeza, y vaya irguiendo el cuerpo mientras lo hace, hasta que éste y los brazos queden rectos. Mantenga los músculos abdominales apretados y hacia dentro durante todo el movimiento. No pare entre repeticiones sucesivas: recuerde que cada movimiento ha de fluir suavemente del siguiente. Repita este ejercicio 10 veces.

Círculos pequeños

Este ejercicio es bueno para aumentar el ritmo cardíaco y flujo sanguíneo. No deje caer los brazos al bajarlos; controle el movimiento.

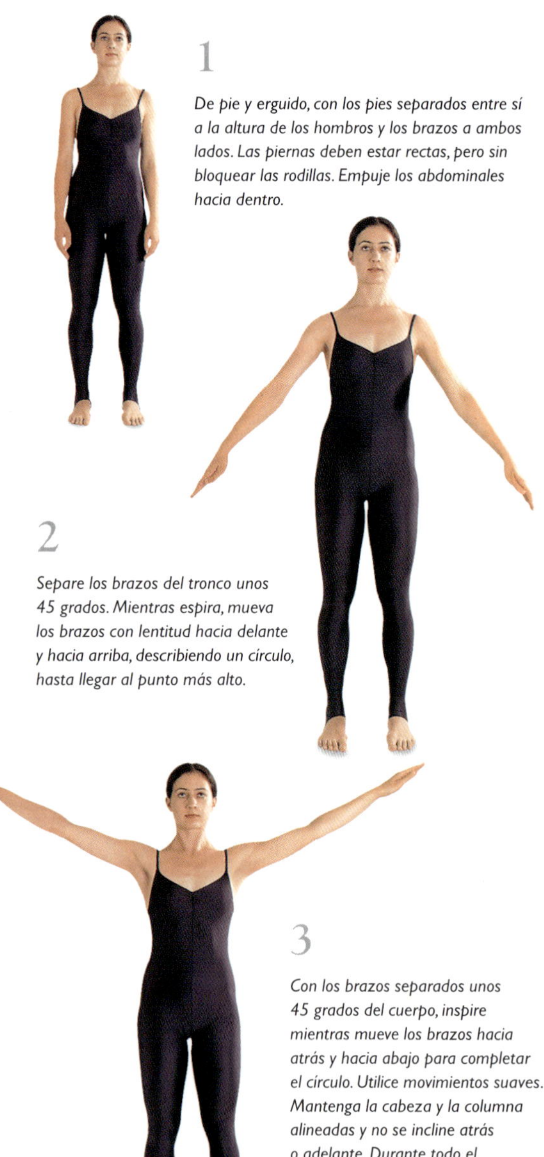

1

De pie y erguido, con los pies separados entre sí a la altura de los hombros y los brazos a ambos lados. Las piernas deben estar rectas, pero sin bloquear las rodillas. Empuje los abdominales hacia dentro.

2

Separe los brazos del tronco unos 45 grados. Mientras espira, mueva los brazos con lentitud hacia delante y hacia arriba, describiendo un círculo, hasta llegar al punto más alto.

3

Con los brazos separados unos 45 grados del cuerpo, inspire mientras mueve los brazos hacia atrás y hacia abajo para completar el círculo. Utilice movimientos suaves. Mantenga la cabeza y la columna alineadas y no se incline atrás o adelante. Durante todo el movimiento, los abdominales deben empujar hacia dentro y la respiración debe ser torácica (véase pág. 24). Repita 10 veces todo el movimiento sin variar el tamaño de los círculos.

Círculos grandes

Este ejercicio es bastante parecido al anterior, pero el movimiento es más amplio, aunque sigue siendo lento y suave.

1

De pie y erguido, con los pies separados entre sí a la altura de los hombros y los brazos a ambos lados del cuerpo. Aquí también debe asegurarse de que sus piernas están rectas, pero sin bloquear las rodillas. Empuje los abdominales hacia dentro durante todo el ejercicio.

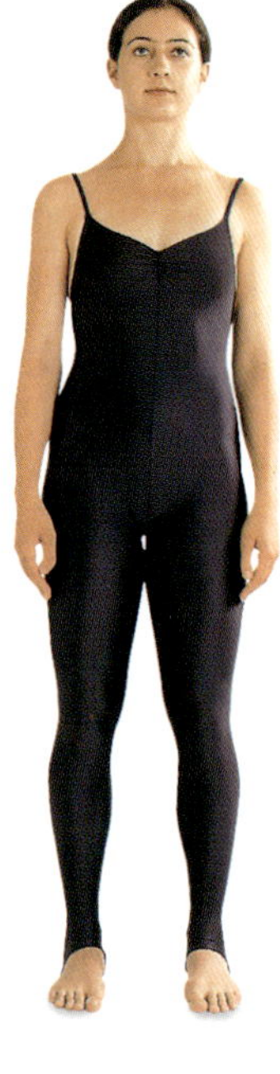

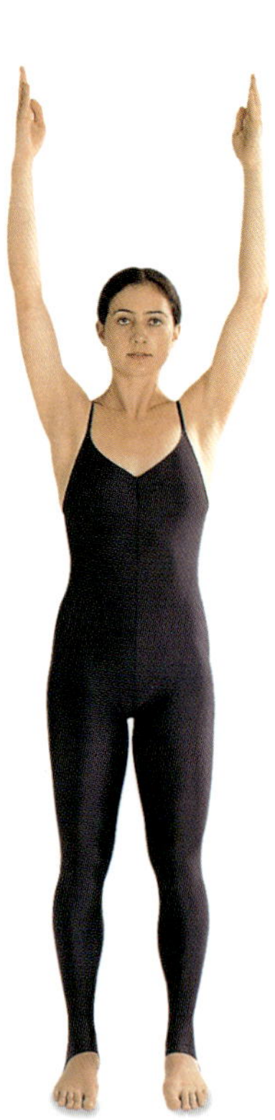

2

Espire y mueva los brazos hacia delante y hacia arriba, describiendo un gran círculo que pase por encima de la cabeza. Al inspirar, permita que las manos se toquen en lo alto, luego mueva los brazos hacia atrás y hacia abajo para completar el círculo. Controle sus movimientos y mantenga la cabeza y la columna alineadas. No se incline atrás o adelante. Debe utilizar la respiración torácica (véase pág. 24). Repita este ejercicio 10 veces sin variar el tamaño de los círculos.

Círculos progresivos

Este ejercicio es similar a los anteriores de círculos, pero el movimiento se realiza en dirección opuesta y además comienza con círculos muy pequeños que van haciéndose más grandes de forma progresiva. Una vez más, realice los movimientos lenta y suavemente.

1

De pie y erguido, con los pies separados entre sí a la altura de los hombros y los brazos a ambos lados del cuerpo. Asegúrese de que sus piernas estén rectas pero sin bloquear las rodillas. Empuje sus abdominales hacia dentro durante todo el ejercicio.

2

Separe los brazos del tronco unos 45 grados. Mientras espira mueva sus brazos con lentitud hacia atrás y hacia arriba, describiendo un círculo, hasta llegar al punto de mayor altura. A continuación, inspire y mueva los brazos hacia delante y hacia abajo para completar el círculo. Mantenga la cabeza y la columna alineadas y no se incline atrás o adelante. Utilice la respiración torácica (véase pág. 24).

3

Siga haciendo círculos con los brazos, pero cada vez que éstos alcancen el punto más bajo deje que se vayan aproximando al cuerpo. Continúe haciendo círculos hasta que los brazos, llegados al punto más bajo, casi toquen su cuerpo.

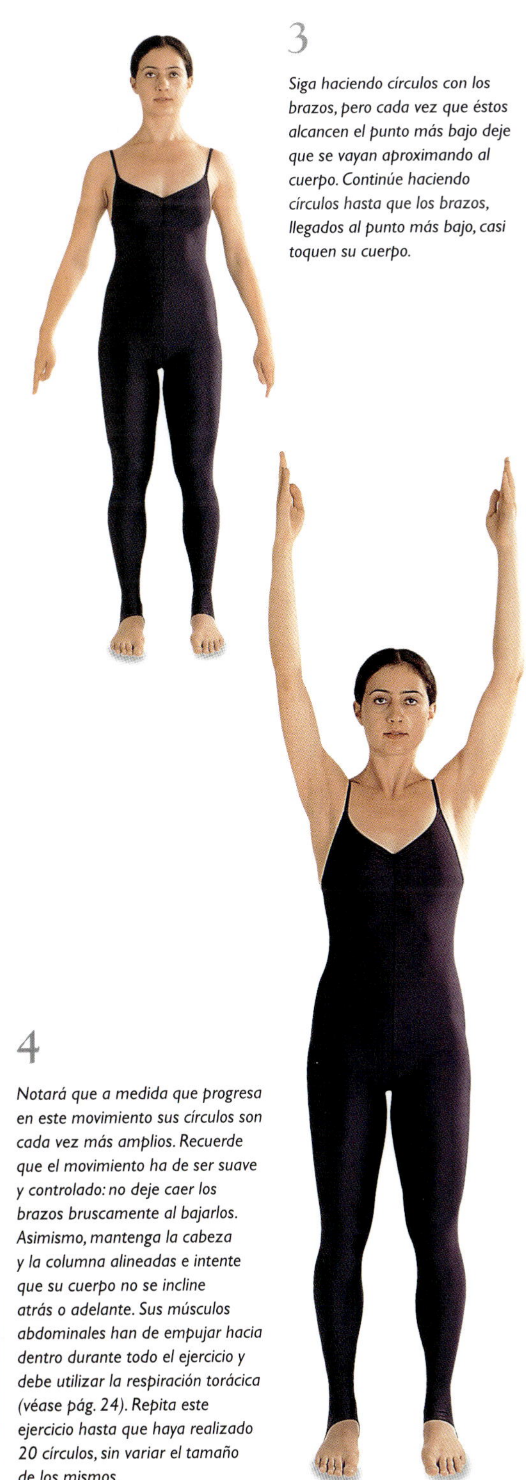

4

Notará que a medida que progresa en este movimiento sus círculos son cada vez más amplios. Recuerde que el movimiento ha de ser suave y controlado: no deje caer los brazos bruscamente al bajarlos. Asimismo, mantenga la cabeza y la columna alineadas e intente que su cuerpo no se incline atrás o adelante. Sus músculos abdominales han de empujar hacia dentro durante todo el ejercicio y debe utilizar la respiración torácica (véase pág. 24). Repita este ejercicio hasta que haya realizado 20 círculos, sin variar el tamaño de los mismos.

Ejercicios de pie

Las siguientes páginas se centran en ejercicios que usted puede realizar mientras está de pie. Para llevarlos a cabo de manera apropiada, debe aprender primero cómo estar de pie de forma correcta. Una buena postura erguida le ayudará a realizar los ejercicios con más eficiencia, a la vez que mejorará su aspecto. Así, podrá parecer más alto y delgado con sólo hacer unos pequeños reajustes a su modo de estar de pie.

Incorporar buenos hábitos

El modo más efectivo y rápido para que una buena postura se convierta en "natural" es practicarla siempre que pueda. Tanto si está de pie, como si está caminando, adopte la postura correcta hasta que llegue a "naturalizarla". Y practíquela, no importa dónde se encuentre: limpiando la casa, de camino o de vuelta del trabajo, de compras o incluso esperando el autobús o el tren. Si al principio se olvida de hacerlo, póngase recordatorios por toda la casa o en su lugar de trabajo. Puede poner una pegatina cerca del espejo del cuarto de baño o en la cocina, al lado del fregadero o de la nevera; también podría colocar un letrero a la altura de sus ojos en la puerta de entrada de su casa y acordarse así de adoptar la postura correcta siempre que salga a la calle.

De pie correctamente a la manera de Pilates

Encontrar la postura correcta al estar de pie es una tarea bastante sencilla, pero le tomará tiempo y práctica deshacerse de los malos hábitos posturales que se hayan podido instalar en su cuerpo con el tiempo.

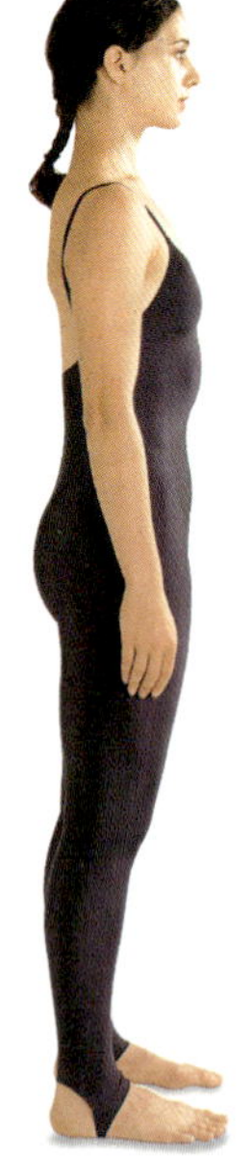

1

Póngase de pie y erguido, y ajuste los hombros separándolos. Su peso ha de estar repartido de forma uniforme sobre las plantas de los pies: no desplace el peso del cuerpo hacia los dedos o hacia los talones, ni tampoco hacia la parte lateral de los pies.

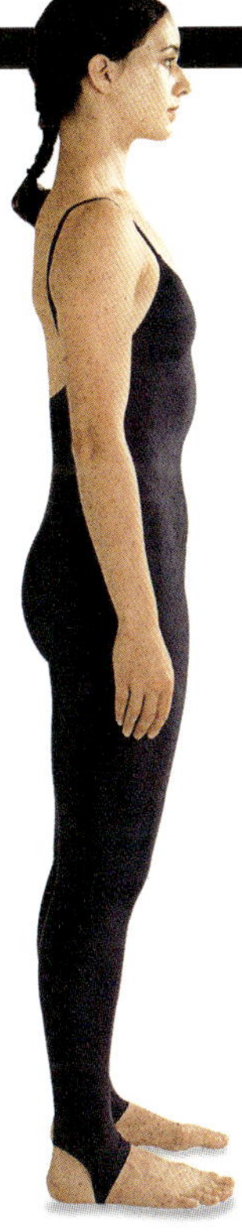

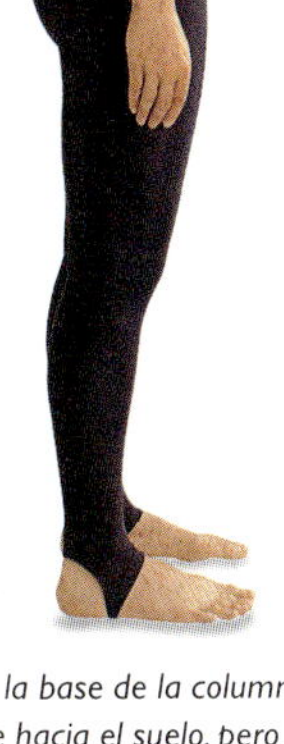

4

Deje que la base de la columna se oriente hacia el suelo, pero no bascule la pelvis hacia delante. Siga realizando la respiración torácica (véase pág. 24).

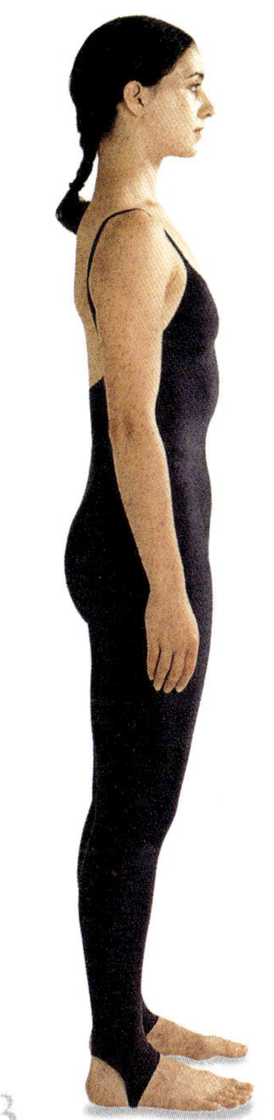

2

Asegúrese de que las piernas están rectas y de que las rodillas no están bloqueadas. Concéntrese en aflojar los músculos de las pantorrillas y de los muslos.

3

Asegúrese de que su "central eléctrica" está fuerte; empuje el ombligo hacia dentro y levante el suelo pélvico, aplicando sólo un 25 por ciento de la tensión potencial (véase pág. 27). Mantenga esta tensión para todos los ejercicios de esta sección.

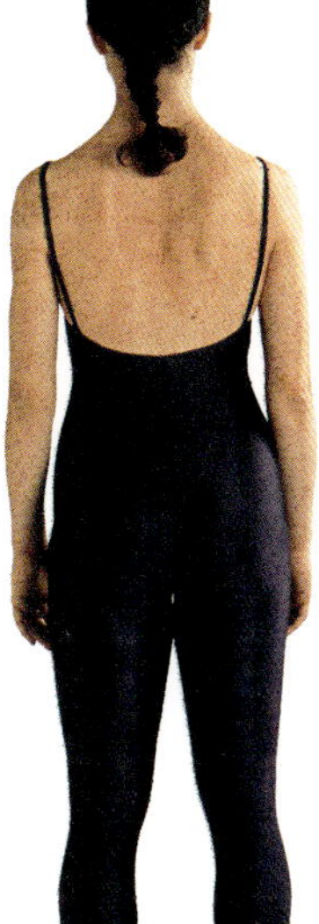

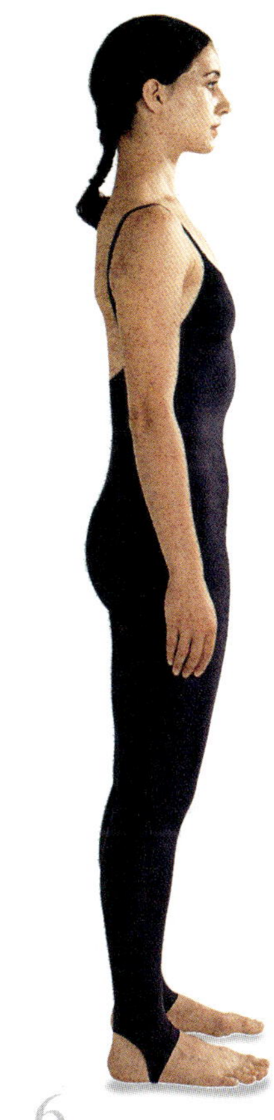

5

Contraiga y relaje los músculos de la parte superior de la espalda para eliminar la tensión. Deje que hombros y brazos cuelguen de forma natural.

6

Deje que la cabeza y el cuello descansen de forma natural en el centro. Para sentir "el centro", le puede ayudar mover un poco la cabeza de un lado a otro.

7

Concéntrese en la parte posterior de las orejas. Imagine que allí tiene dos imanes que tiran de usted hacia arriba. Continúe con la respiración torácica (véase pág. 24) y mantenga la posición tanto tiempo como le sea posible.

Elevación de brazos

Este ejercicio le permitirá mejorar su postura
de pie, ya que le ayudará a encontrar la
posición correcta de los omoplatos. Aquí
también se ejercitan los músculos superiores
del brazo.

Al principio, puede parecer un ejercicio muy
sencillo, pero, al igual que el resto de ejercicios
del método Pilates, resulta muy efectivo. Realice
los movimientos siempre de forma suave y
controlada.

Precaución

Evite este ejercicio si tiene los hombros
delicados o lesionados. Si tiene alguna duda,
busque antes asesoramiento médico
profesional.

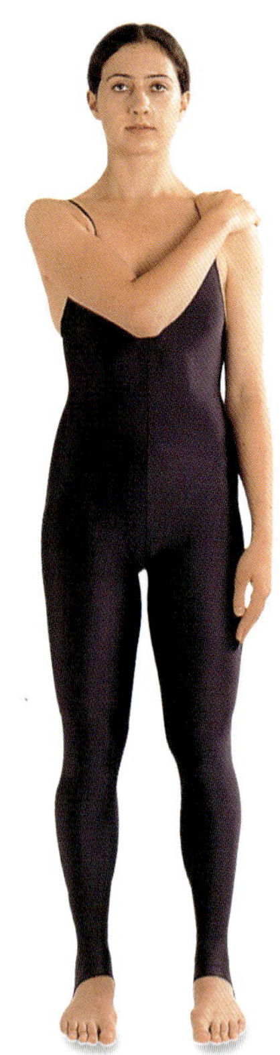

1

*De pie y erguido, con los pies separados entre sí a la altura de los hombros.
El peso de su cuerpo debe estar repartido de forma uniforme sobre los pies
y las rodillas desbloqueadas. Empuje el ombligo hacia la columna y levante
el suelo pélvico, usando para ello un 25 por ciento de la tensión potencial.
Deje que la base de la columna se oriente hacia el suelo, pero no bascule
la pelvis hacia delante. El cuello y la columna vertebral deben estar
alineados y los brazos caídos a los lados.*

2

*Espire y levante el brazo derecho hacia arriba, cruzándolo por delante del
tronco hasta que la palma de la mano derecha descanse sobre el hombro
izquierdo. Llegados a este punto, la palma izquierda debería estar aún
junto al muslo izquierdo. Asegúrese de que está respirando de forma
rítmica y que aplica la respiración torácica (véase pág. 24). Asimismo, debe
mantener su "central eléctrica" fuerte empujando el ombligo hacia dentro
y elevando el suelo pélvico (véase pág. 27).*

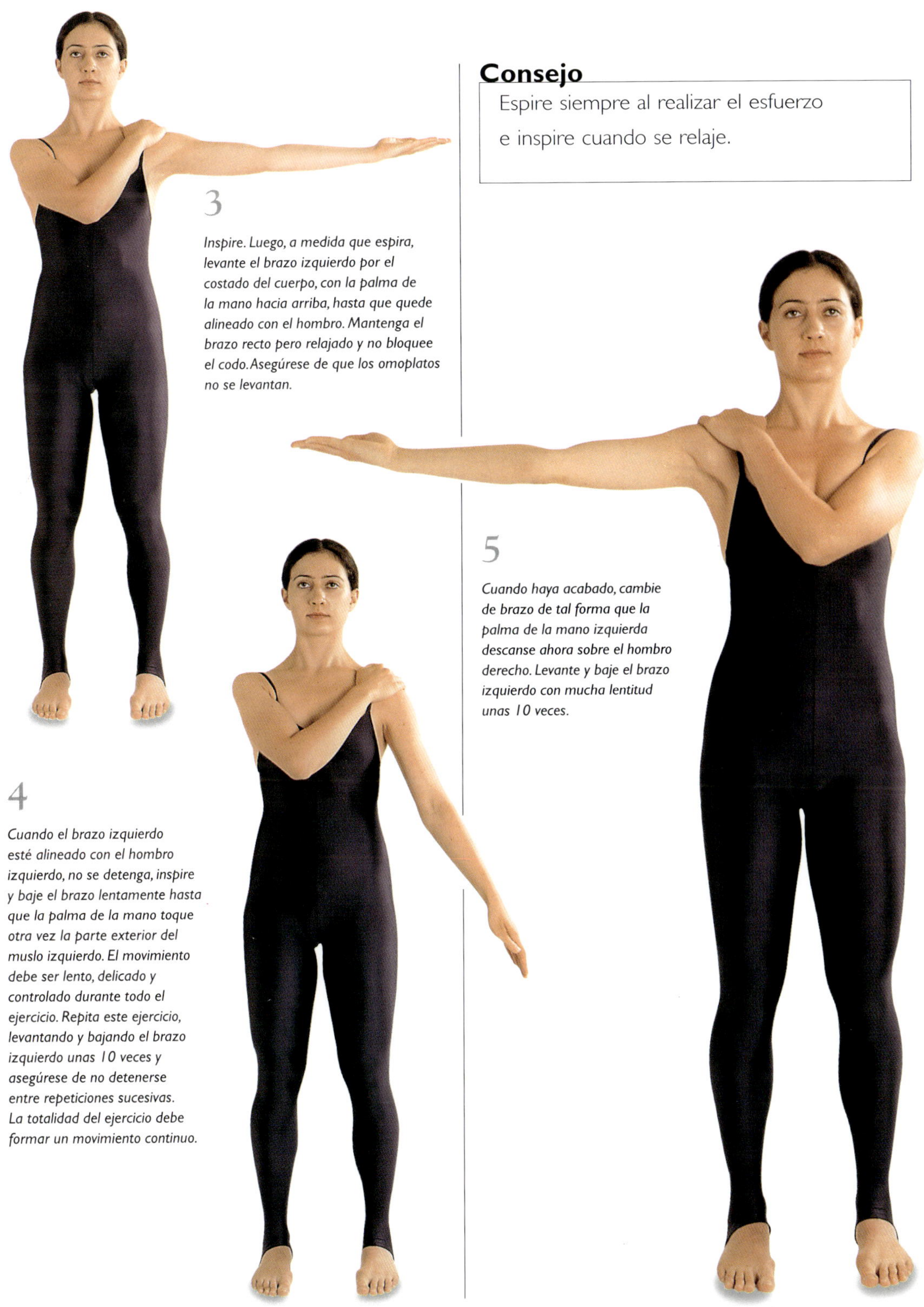

3

Inspire. Luego, a medida que espira, levante el brazo izquierdo por el costado del cuerpo, con la palma de la mano hacia arriba, hasta que quede alineado con el hombro. Mantenga el brazo recto pero relajado y no bloquee el codo. Asegúrese de que los omoplatos no se levantan.

Consejo

Espire siempre al realizar el esfuerzo e inspire cuando se relaje.

5

Cuando haya acabado, cambie de brazo de tal forma que la palma de la mano izquierda descanse ahora sobre el hombro derecho. Levante y baje el brazo izquierdo con mucha lentitud unas 10 veces.

4

Cuando el brazo izquierdo esté alineado con el hombro izquierdo, no se detenga, inspire y baje el brazo lentamente hasta que la palma de la mano toque otra vez la parte exterior del muslo izquierdo. El movimiento debe ser lento, delicado y controlado durante todo el ejercicio. Repita este ejercicio, levantando y bajando el brazo izquierdo unas 10 veces y asegúrese de no detenerse entre repeticiones sucesivas. La totalidad del ejercicio debe formar un movimiento continuo.

Piernas flexionadas y brazos levantados

Este ejercicio es a la vez relajante y estimulante, ya que le ayuda a activar la circulación. Asimismo, ayuda a mejorar el equilibrio y la estabilidad generales, a la vez que fortalece su coordinación.

Precaución

No realice este ejercicio si tiene las rodillas o los hombros delicados o lesionados. Si tiene alguna duda sobre la idoneidad de practicarlo, busque antes asesoramiento médico profesional.

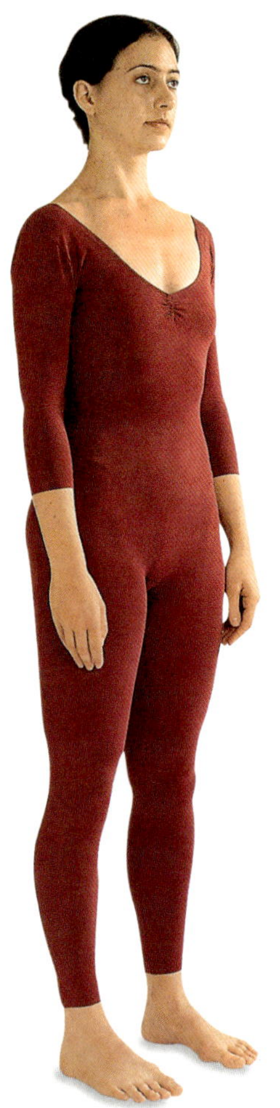

1

De pie y erguido, con los pies separados entre sí a la altura de los hombros. El peso de su cuerpo debe estar repartido de forma uniforme sobre los pies. Mantenga las piernas rectas, pero no bloquee las rodillas. Empuje el ombligo hacia la columna y levante los músculos del suelo pélvico, aplicando sólo un 25 por ciento de la tensión potencial. Deje que la base de la columna se oriente hacia el suelo, pero impida que la pelvis bascule hacia delante. Mantenga cuello y columna alineados.

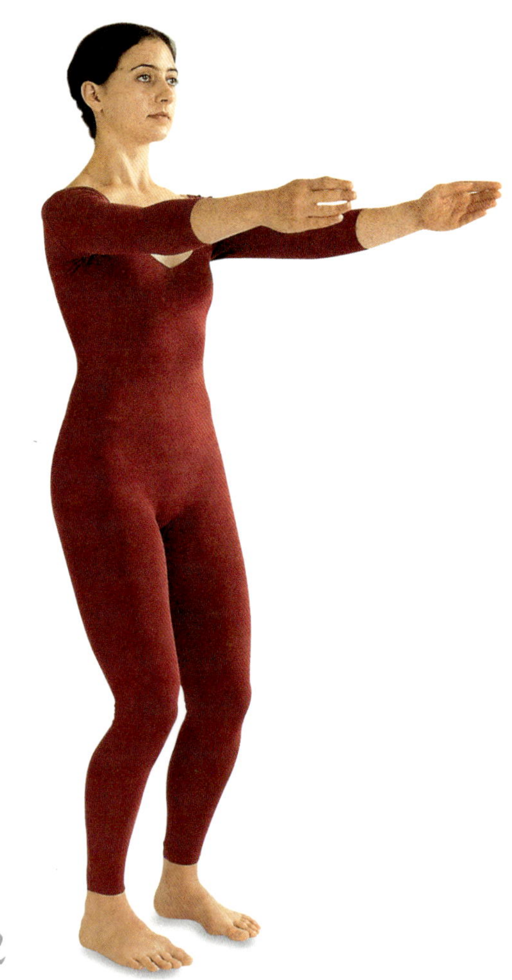

2

Inspire. Después, al espirar, levante los brazos lentamente por delante del cuerpo hasta alcanzar la altura de los hombros. Las palmas de las manos deben estar encaradas. Mantenga los brazos rectos, pero no bloquee los codos. Al mismo tiempo, flexione las piernas poco a poco hasta formar un ángulo de 45 grados. Mantenga el peso del su cuerpo repartido de forma uniforme sobre los pies; no se incline hacia atrás o adelante. Aplique la técnica de la respiración torácica (véase pág. 24).

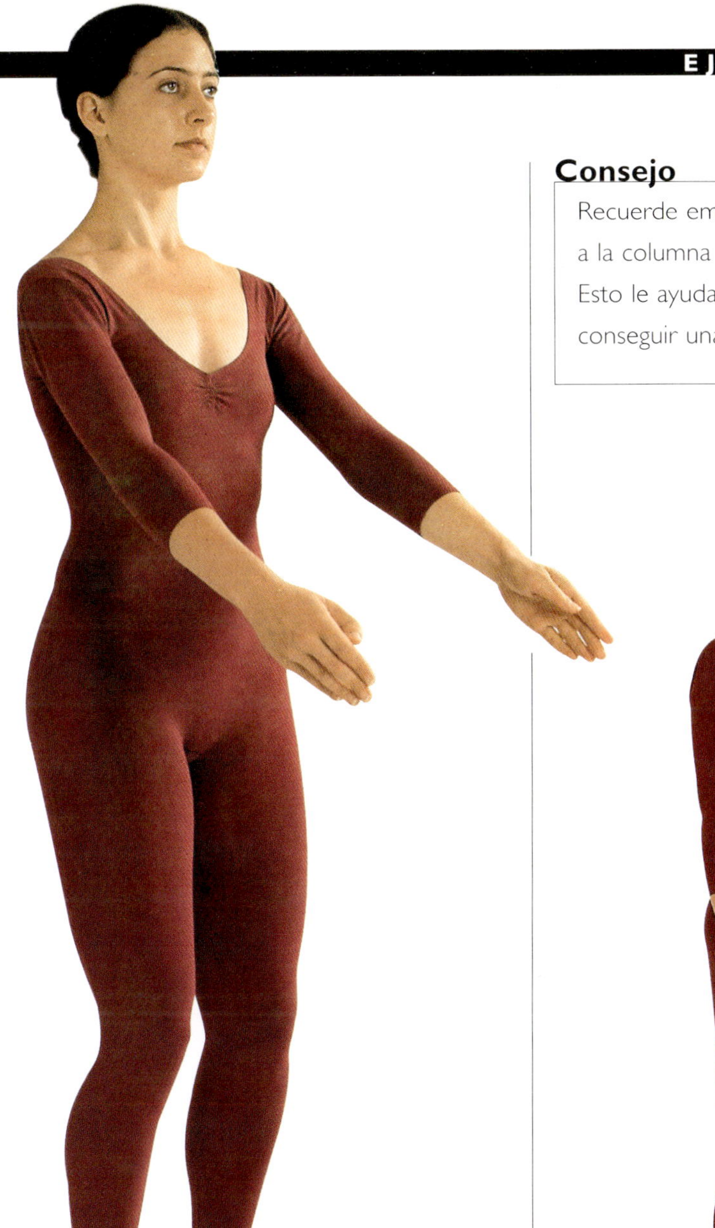

Consejo

Recuerde empujar el ombligo en dirección
a la columna durante todo el ejercicio.
Esto le ayudará a proteger su espalda y a
conseguir una postura correcta y fuerte.

3

*Cuando los brazos estén rectos y alineados con los hombros, inspire y
baje los brazos lentamente hasta que las palmas toquen la parte exterior
de los muslos. Al mismo tiempo, enderece sus piernas hasta que queden
bien estiradas, pero no bloquee las rodillas. El movimiento debe ser lento,
delicado y controlado durante todo el ejercicio.*

4

*Repita este ejercicio unas 10 veces, levantando y bajando los brazos
y flexionando y estirando las piernas, pero no se detenga entre las
sucesivas repeticiones. El ejercicio completo debe conformar un
movimiento continuo. Al finalizar, relájese durante aproximadamente
un minuto.*

Estiramiento de la parte superior del tronco

El estiramiento de la parte superior del tronco ayuda a desarrollar una buena estabilidad y postura, a la vez que favorece los movimientos suaves y la coordinación. Asimismo, tonifica y estira el pecho, los hombros y los brazos. Necesitará una cuerda o un trozo de tela, como por ejemplo un pañuelo. Como alternativa, puede utilizar el palo de una escoba o cualquier otro palo de peso ligero. Aplique la respiración torácica en todo el ejercicio (véase pág. 24).

Precaución

Evite este ejercicio si tiene los músculos de los hombros o del cuello delicados o lesionados. Si tiene alguna duda sobre si este ejercicio es apropiado para usted, pida asesoramiento médico profesional.

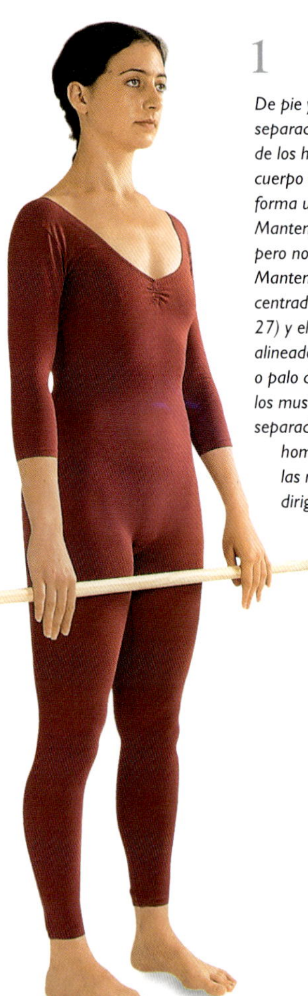

1

De pie y erguido, con los pies separados entre sí a la altura de los hombros. El peso del cuerpo debe estar repartido de forma uniforme sobre los pies. Mantenga las piernas rectas, pero no bloquee las rodillas. Mantenga su "central eléctrica" centrada y fuerte (véase pág. 27) y el cuello y la columna alineados. Sostenga la tela o palo delante suyo sobre los muslos, con las manos separadas a la altura de los hombros. Las palmas de las manos deben estar dirigidas hacia los muslos.

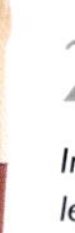

2

Inspire. Luego, mientras espira, levante el palo lentamente hasta que quede encima de la cabeza. Mantenga los brazos estirados, pero no bloquee los codos. Los hombros deben estar bajados pero no tensos. Tampoco deje que la espalda se arquee mientras levanta el palo. Aquí también debe empujar y levantar los músculos pélvicos, así protegerá la parte inferior de la espalda al levantar los brazos.

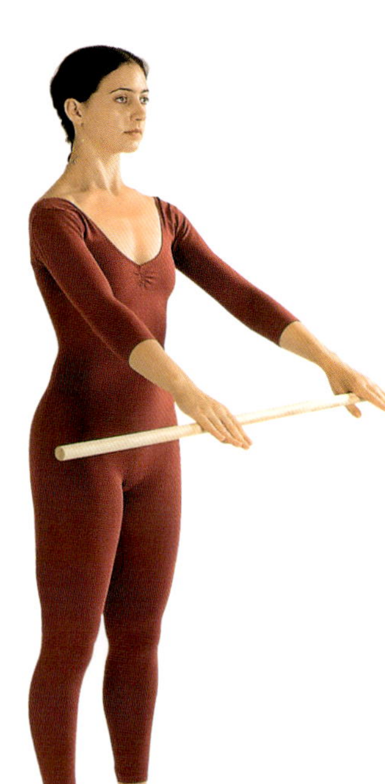

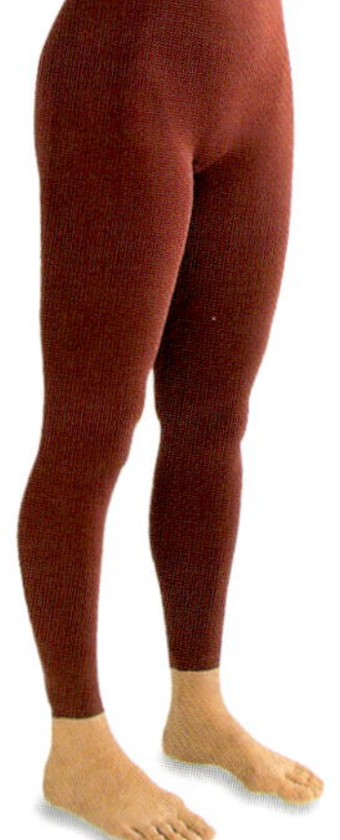

3

Cuando los brazos estén por encima de su cabeza y tan estirados como pueda, pero sin llegar a sentir incomodidad, inspire y bájelos lentamente hasta tocar sus muslos de nuevo. No deje caer los brazos bruscamente: realice el movimiento con lentitud, suavidad y control. Repita este ejercicio 10 veces sin detenerse entre las repeticiones.

Liberación de la columna

Este ejercicio es muy efectivo para liberar la tensión, mejorar la circulación y aumentar la flexibilidad de la columna. Debería repetirlo también al final de la sesión, porque es muy relajante y le ayudará a eliminar los restos de tensión de su cuerpo.

1

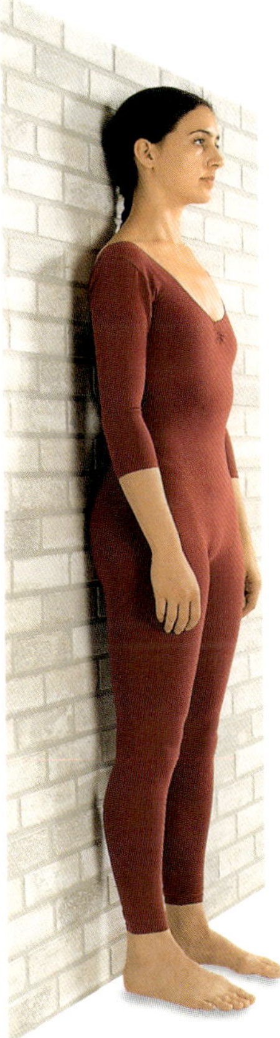

De pie, espalda contra la pared y pies separados entre sí a la altura de los hombros. El peso del cuerpo debe quedar repartido de forma uniforme sobre los pies. Mantenga las piernas rectas, pero no bloquee las rodillas. Empuje el ombligo en dirección a la columna y levante los músculos del suelo pélvico, imprimiendo tan sólo un 25 por ciento de la tensión potencial. Deje que la base de la columna se oriente hacia el suelo, pero vigile que la pelvis no bascule hacia delante. El cuello y la columna deben estar alineados. Si puede, mantenga los hombros en contacto con la pared, o lo más cerca posible de ella, pero no fuerce. Los talones deben estar cerca de la pared, pero sin tocarla. Su cuerpo debe mantenerse erguido; si las rodillas están demasiado separadas o demasiado juntas, el cuerpo se curvará. Deje que los brazos cuelguen y que las manos descansen sobre los muslos. Utilice la técnica de la respiración torácica (véase pág. 24).

2

Espire y deje caer el mentón muy lentamente hacia la clavícula. El movimiento debe ser controlado y delicado, por lo que la barbilla no debe caer bruscamente. Continúe el movimiento lento hacia abajo, como si rodara, y permita que el tronco vaya separándose progresivamente de la pared: primero los hombros, al final la cintura. "Ruede" todo lo que le sea posible mientras mantiene las nalgas en contacto con la pared. Deje que el cuello y los brazos cuelguen.

3

Cuando se haya doblado todo lo posible, sin llegar a sentir nunca incomodidad, inspire y vaya enderezándose muy despacio, rodando en sentido opuesto. Todo el movimiento debe ser lento y suave. Cuando haya recuperado la posición de partida, tómese un par de segundos para analizar su postura (véase paso 1). Repita seis veces.

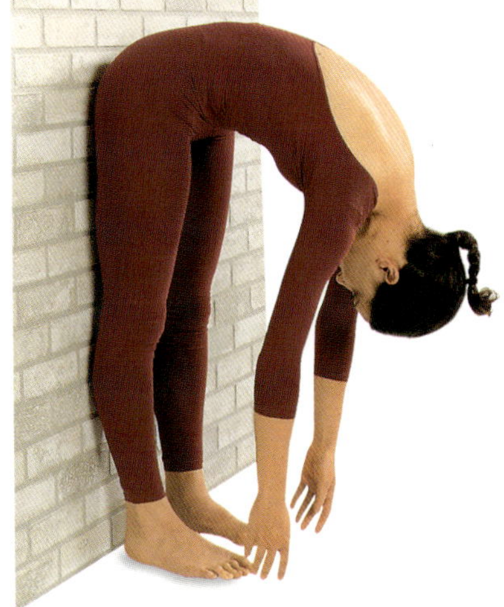

Precaución

Evite este ejercicio si tiene la presión alta o baja. Si siente dolor, hormigueo o mareo, pare y busque asesoramiento médico profesional.

Ejercicios sentado

En esta sección veremos varios ejercicios que usted puede realizar mientras está sentado. Una vez más, una buena postura es de vital importancia. Practicados correctamente, estos ejercicios le ayudarán a que todo el organismo funcione de forma más eficiente, con lo que también mejorará su salud y se sentirá mejor.

Aprenda a sentarse correctamente

Usted puede practicar cómo sentarse de forma correcta mientras viaja o trabaja en su despacho, por ejemplo. Si su actividad laboral comporta muchas horas de estar sentado delante de un ordenador, tómese tiempo para desarrollar buenos hábitos. También puede practicar mientras está sentado viendo la televisión, comiendo en un restaurante o en el teatro. Al final, sentarse correctamente se convertirá en algo natural.

Sentarse de forma correcta a la manera de Pilates

Adoptar una buena postura no es difícil, pero puede tomarle un tiempo de práctica si anteriormente ha desarrollado malos hábitos, como el de desplomarse cuando se sienta. Para este ejercicio necesitará una silla.

Consejo

La parte inferior de la espalda no debe arquearse demasiado, ni hacia atrás ni hacia delante. Siéntese de perfil delante de un espejo para inspeccionar su postura.

1

Siéntese con el tronco erguido y la parte inferior de la espalda apoyada en el respaldo de la silla. No incline la parte superior de la espalda y trate de no desplomarse o inclinarse hacia delante. Debe sentarse erguido pero no rígido, de otra forma no será capaz de aguantar sentado con comodidad largos períodos de tiempo.

2

Coloque los pies planos sobre el suelo y los hombros bien separados. Es posible que precise regular la altura de la silla: esto es de especial importancia si quiere mantener una buena postura.

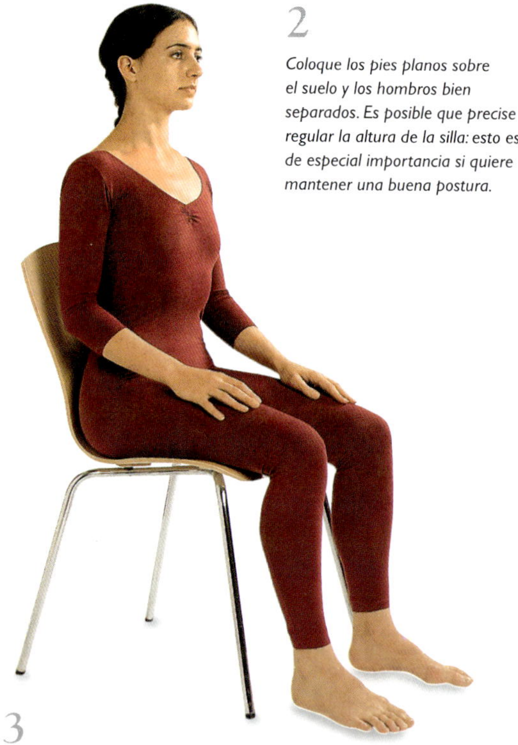

3

Baje los omoplatos, pero no los tense. Coloque las palmas de las manos sobre los muslos y no apoye el tronco en el respaldo. La cabeza, el cuello y la columna deben quedar alineados y la cabeza centrada. Mantenga su "central eléctrica" fuerte, empujando el ombligo en dirección a la columna y levantando los músculos del suelo pélvico, pero sólo aplicando el 25 por ciento de la tensión potencial.

Estiramientos laterales

Estos estiramientos son buenos para mover la parte inferior de la espalda y tonificar la cintura. Necesita una silla con el respaldo recto.

Precaución

No realice este ejercicio si tiene la parte inferior de la espalda o los hombros delicados o lesionados.

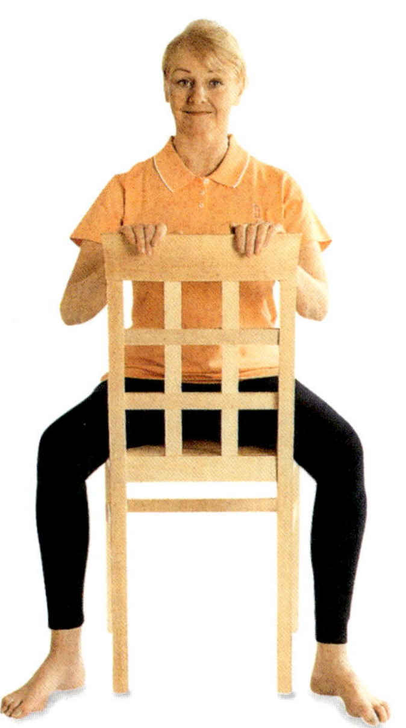

1

Siéntese a horcajadas en un silla y de cara al respaldo. Asegúrese de que está sentado con el tronco erguido: el cuerpo no debe estar inclinado. Coloque las palmas de las manos encima de la parte superior del respaldo de la silla, mantenga los brazos relajados y compruebe que los pies están planos sobre el suelo. Durante todo el ejercicio, empuje el ombligo en dirección a la columna vertebral y levante los músculos del suelo pélvico, aplicando sólo un 25 por ciento de la tensión potencial. Respire de forma rítmica utilizando la respiración torácica (véase pág. 24).

2

Espire mientras estira el brazo izquierdo hacia la izquierda y lo levanta hasta la altura del hombro, con la palma de la mano hacia arriba. Siga levantando el brazo hasta que pase sobre la cabeza. Al mismo tiempo, baje el hombro derecho de forma que permita al tronco inclinarse hacia la derecha.

3

Sienta como su costado izquierdo se ha estirado. Cuando se haya inclinado todo lo posible, pero sin forzar ni llegar a sentir molestias, inspire y enderece su tronco poco a poco hasta reposar la mano otra vez sobre el respaldo de la silla. Repita lo mismo con el otro lado. Después, repita este ejercicio 10 veces.

Consejo

Recuerde que no debe detenerse entre repeticiones sucesivas y que el movimiento ha de ser lo más lento, continuo y suave posible.

Torsión de columna

Este suave ejercicio le ayudará a aumentar la flexibilidad de la columna vertebral, en particular, la de la parte inferior. Necesitará un taburete o silla sin brazos para realizar este ejercicio.

Precaución

No realice este ejercicio si tiene la zona lumbar o el cuello delicados o lesionados.

1

Siéntese erguido. Coloque los pies planos sobre el suelo, separe bien los hombros y repose las palmas de las manos sobre los muslos. Empuje el ombligo en dirección a la columna y levante los músculos del suelo pélvico. Durante todo el ejercicio debe aplicar tan sólo un 25 por ciento de la tensión potencial.

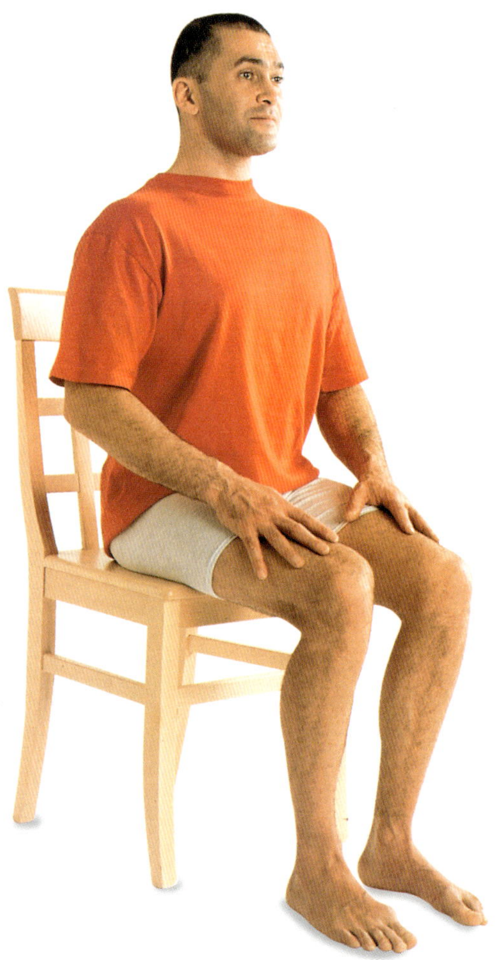

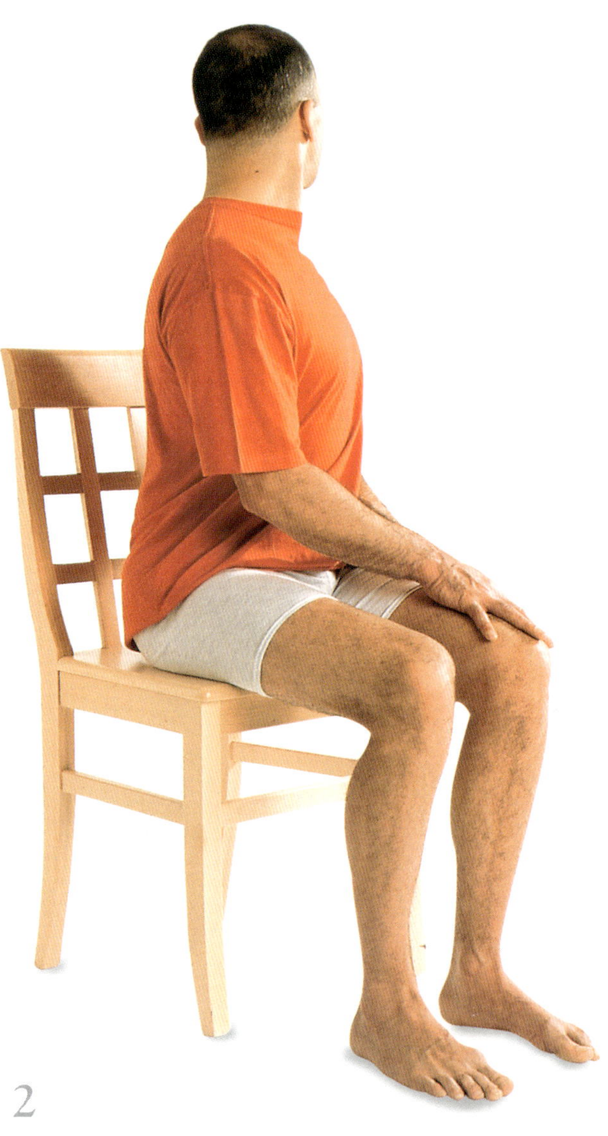

2

Espire y, a medida que lo hace, gire la cabeza muy lentamente hacia la izquierda hasta quedar mirando por encima del hombro izquierdo. Mientras gira la cabeza, deje que la columna siga el movimiento reforzando así la torsión. Desplace la mano derecha hasta colocarla encima del muslo izquierdo y cerca de la mano izquierda.

3

Cuando haya girado todo lo posible, siempre sin forzar ni sentir molestia alguna, inspire y comience a deshacer la torsión poco a poco, empezando por la cabeza y dejando que la columna la siga. Al mismo tiempo, lleve la mano derecha a su posición inicial. En este punto, debería quedar mirando al frente.

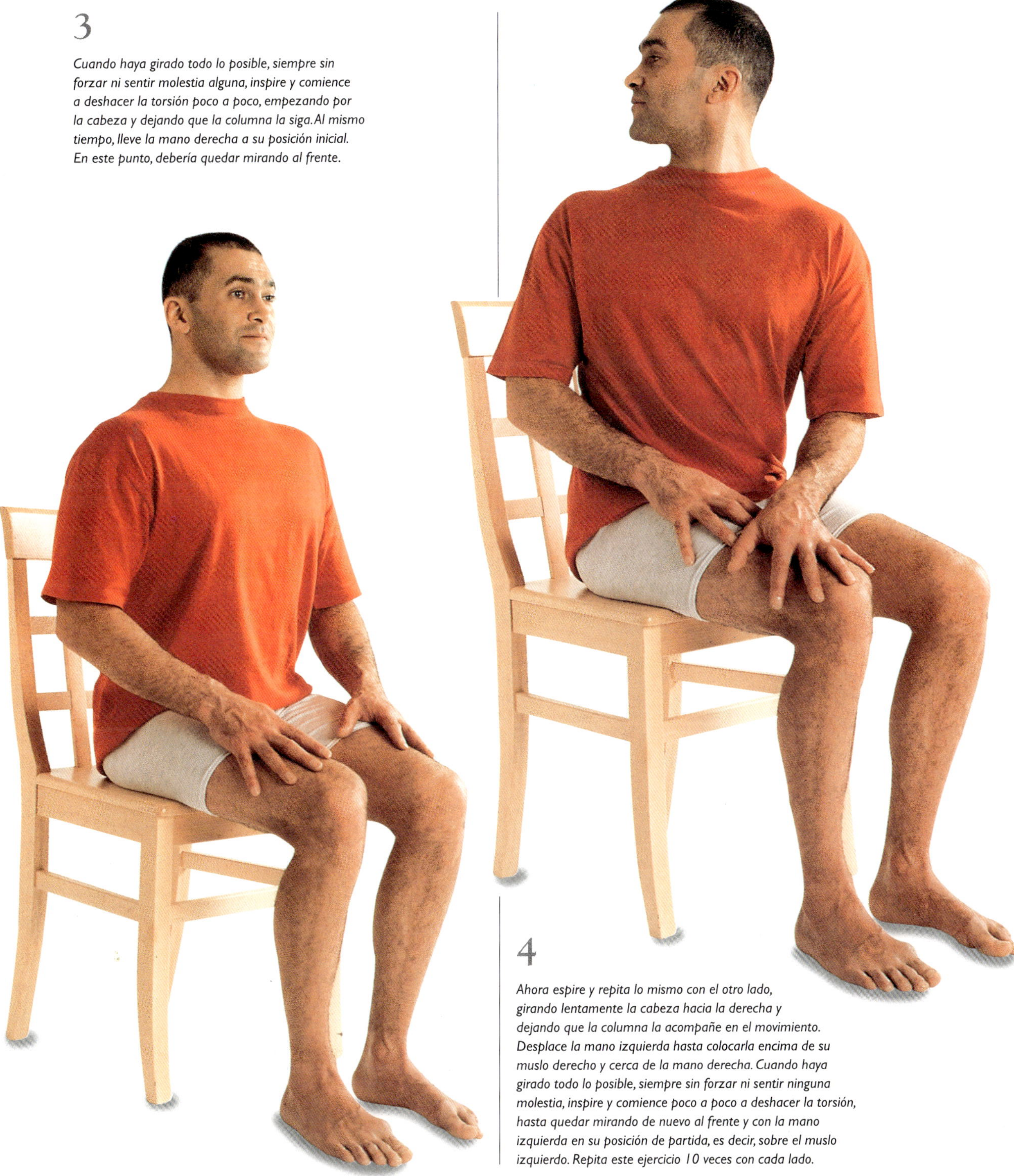

4

Ahora espire y repita lo mismo con el otro lado, girando lentamente la cabeza hacia la derecha y dejando que la columna la acompañe en el movimiento. Desplace la mano izquierda hasta colocarla encima de su muslo derecho y cerca de la mano derecha. Cuando haya girado todo lo posible, siempre sin forzar ni sentir ninguna molestia, inspire y comience poco a poco a deshacer la torsión, hasta quedar mirando de nuevo al frente y con la mano izquierda en su posición de partida, es decir, sobre el muslo izquierdo. Repita este ejercicio 10 veces con cada lado.

Ejercicios de suelo

Muchos de los ejercicios del método Pilates están diseñados para ser realizados en el suelo. En esta sección veremos algunos de los que usted puede practicar. Existen muchos más, por lo que, si quiere profundizar en el método, le recomendamos que busque un instructor cualificado o un centro cerca de su casa (en la página 63 se incluyen algunas direcciones útiles y páginas web). Cuando finalice estos ejercicios, practique de nuevo la torsión de columna para eliminar cualquier posible tensión residual (véase págs. 48-49).

Equipo

Para realizar estos ejercicios no necesita un equipo especial, pero debe practicarlos sobre una alfombra o manta gruesa con el fin de proteger la columna vertebral. La adquisición de una colchoneta de deporte gruesa puede ser interesante a medida que se adentre en programas más avanzados del método Pilates, aunque no es imprescindible. Para este ejercicio también necesitará un par de cojines o almohadas o dos pequeñas toallas que pueda doblar con facilidad.

Postura correcta

Adoptar y mantener la postura correcta en los ejercicios de suelo es tan importante como lo es para los ejercicios de pie y sentado. Los ejercicios de suelo actúan sobre todo el organismo para que éste funcione con una eficiencia óptima y obtener de este modo el máximo provecho de su programa de ejercicios. Para todos los ejercicios de suelo, debe asegurarse de que la columna vertebral y la pelvis están en una posición "neutra"; el ejercicio de la página 55 le indica cómo conseguirlo.

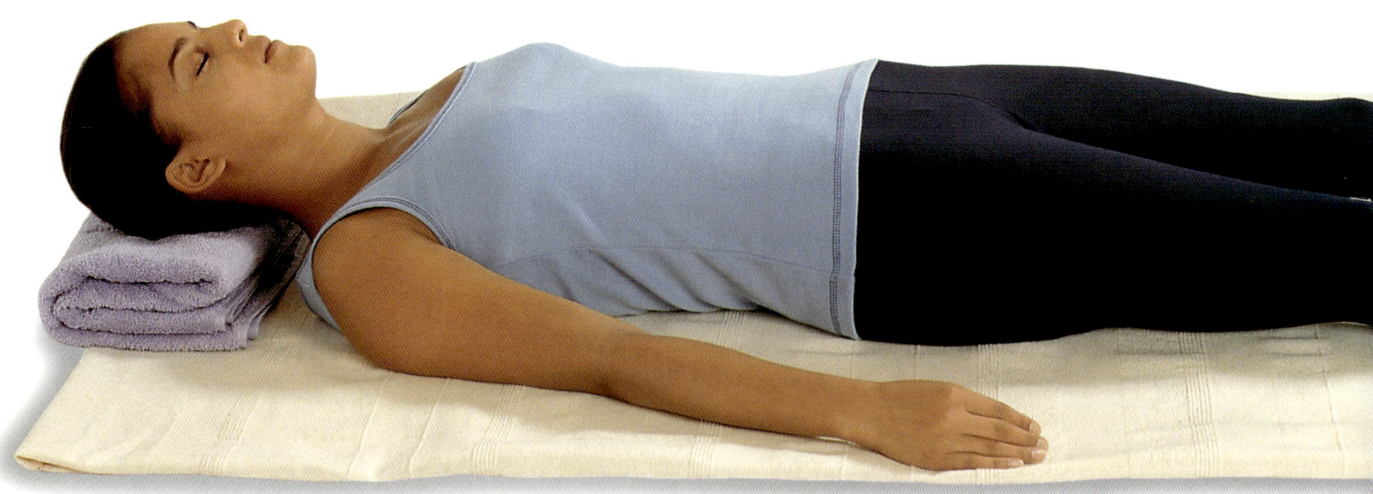

Columna y pelvis en posición "neutra"

Este método le ayudará a encontrar la posición más relajada para la columna y la pelvis cuando realice los ejercicios de suelo. Necesitará una pequeña almohada, cojín o toalla doblada para colocar bajo la cabeza.

Precaución

Si siente alguna molestia o dolor en la parte inferior de la espalda mientras realiza este ejercicio, pare de inmediato y consulte a su médico u otro profesional sanitario lo antes posible.

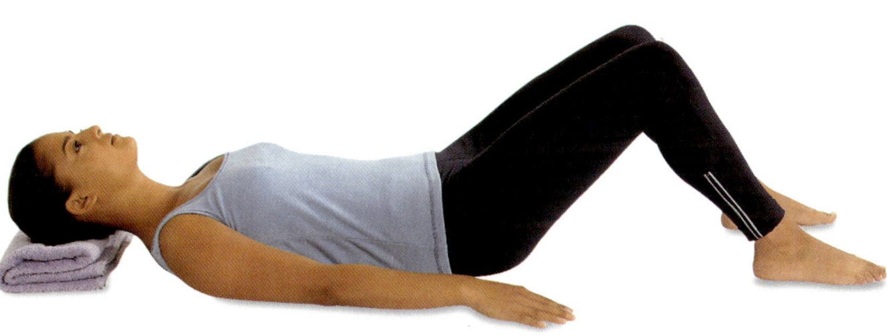

1

Túmbese de espaldas en el suelo con la cabeza apoyada sobre un cojín o una toalla doblada. Flexione las piernas y coloque los pies en el suelo, separados unos 25 cm uno del otro. Las palmas de las manos deben quedar planas sobre el suelo y los brazos recostados a ambos lados del cuerpo.

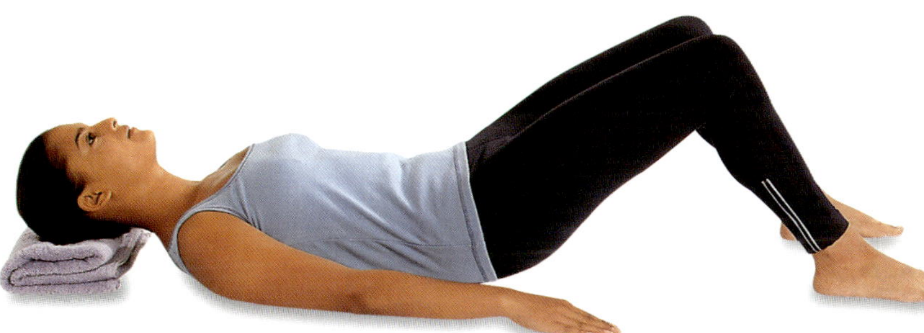

2

Empuje el ombligo y levante los músculos del suelo pélvico, imprimiendo a tales músculos sólo un 25 por ciento de la tensión potencial. Respire de forma rítmica utilizando la respiración torácica (véase pág. 24). Empuje la parte lumbar delicadamente hacia el suelo tanto como le sea posible, pero sin forzar ni sentir molestias. Luego, relájese y deje que esta parte suba hasta alcanzar una posición cómoda.

3

Arquee ahora la parte inferior de la espalda empujándola hacia arriba, pero no levante del suelo las nalgas ni la parte superior de la espalda. Cuando haya conseguido arquear la zona lumbar todo lo posible, sin forzar ni sentir molestia alguna, deje que ésta vaya cayendo delicadamente hacia el suelo. La posición "neutra" de columna y pelvis se encuentra entre estos dos puntos, con la zona lumbar ni muy arqueada ni muy plana. Lo natural es una curvatura suave hacia arriba que deje un espacio suficiente, entre la zona lumbar y el suelo, por el que poder deslizar la mano. Mantenga los músculos abdominales empujando hacia dentro. Debería conservar la posición "neutra" de columna y pelvis en todos los ejercicios de suelo.

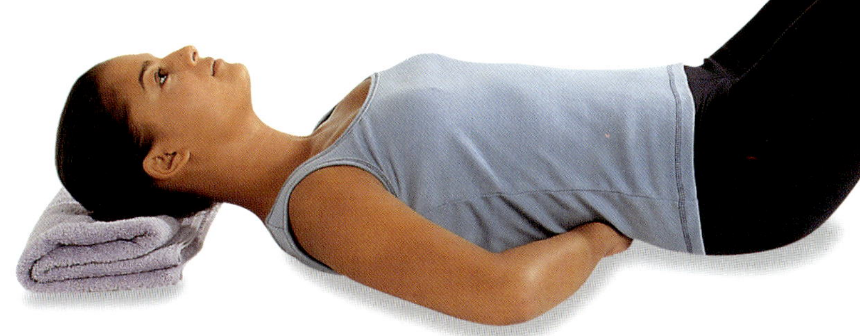

Torsión lumbar

La torsión lumbar es un ejercicio excelente para mejorar la movilidad de la columna vertebral, a la vez que fortalece y centra su "central eléctrica". En este ejercicio necesitará una almohada pequeña, cojín o toalla doblada para colocar bajo la cabeza.

Precaución

No deje que la espalda se curve demasiado y recuerde mantener los músculos abdominales empujando en dirección a la columna.

1

Túmbese de espaldas y coloque una almohada o toalla bajo la cabeza. Flexione las piernas y ponga los pies planos sobre el suelo, separados unos 25 cm uno del otro. Estire los brazos a ambos lados, formando un ángulo recto respecto al cuerpo, con las palmas de las manos hacia arriba. No bloquee los codos.

2

Empuje el ombligo en dirección a la columna y levante los músculos del suelo pélvico todo lo que pueda. Manténgalos en esta posición y luego aflójelos ligeramente hasta llegar a un 25 por ciento de la tensión de partida. Recuerde respirar de forma rítmica mediante la respiración torácica (véase pág. 24), y compruebe que su columna y pelvis están en posición "neutra" (véase pág. 51).

3

Espire y gire lentamente la cabeza hacia la derecha, hasta que la mejilla derecha repose sobre la almohada o toalla. Al mismo tiempo, mueva muy despacio las rodillas hacia la izquierda y deje que desciendan lentamente hacia el suelo. No se preocupe si las rodillas no llegan a tocar el suelo, deje que bajen tan sólo hasta donde pueda y no le resulte incómodo.

4

Inspire y suba las rodillas a la posición de partida, a la vez que la cabeza recupera su posición inicial mirando al techo.

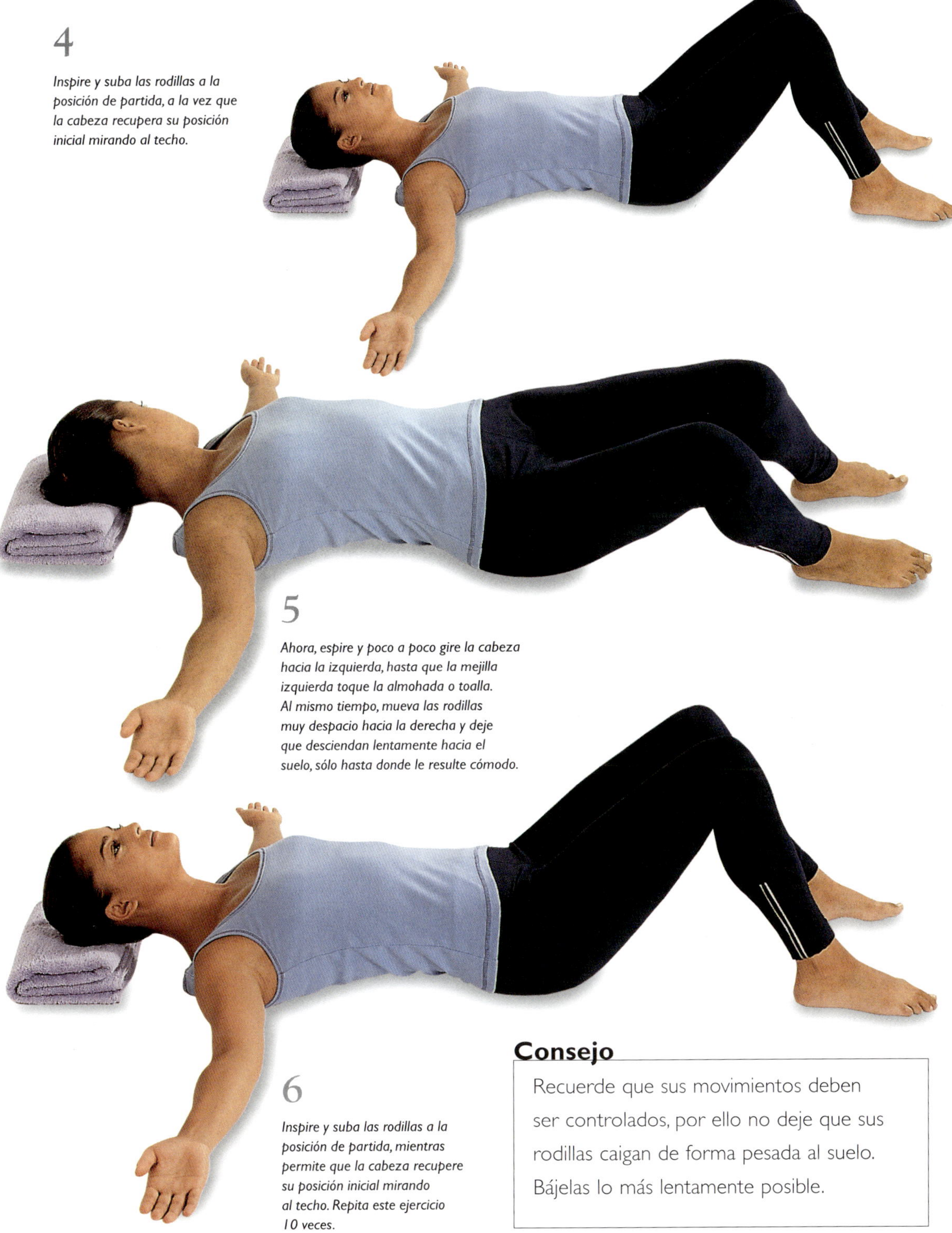

5

Ahora, espire y poco a poco gire la cabeza hacia la izquierda, hasta que la mejilla izquierda toque la almohada o toalla. Al mismo tiempo, mueva las rodillas muy despacio hacia la derecha y deje que desciendan lentamente hacia el suelo, sólo hasta donde le resulte cómodo.

6

Inspire y suba las rodillas a la posición de partida, mientras permite que la cabeza recupere su posición inicial mirando al techo. Repita este ejercicio 10 veces.

Consejo

Recuerde que sus movimientos deben ser controlados, por ello no deje que sus rodillas caigan de forma pesada al suelo. Bájelas lo más lentamente posible.

Estiramientos torácicos

Este ejercicio le ayuda a estirar los músculos del pecho y del cuello, y tonifica la parte superior de la espalda y la columna. Necesitará dos pequeñas almohadas, cojines o toallas dobladas.

Precaución

Evite este ejercicio si tiene el cuello o la espalda delicados o presenta alguna lesión en esas zonas.

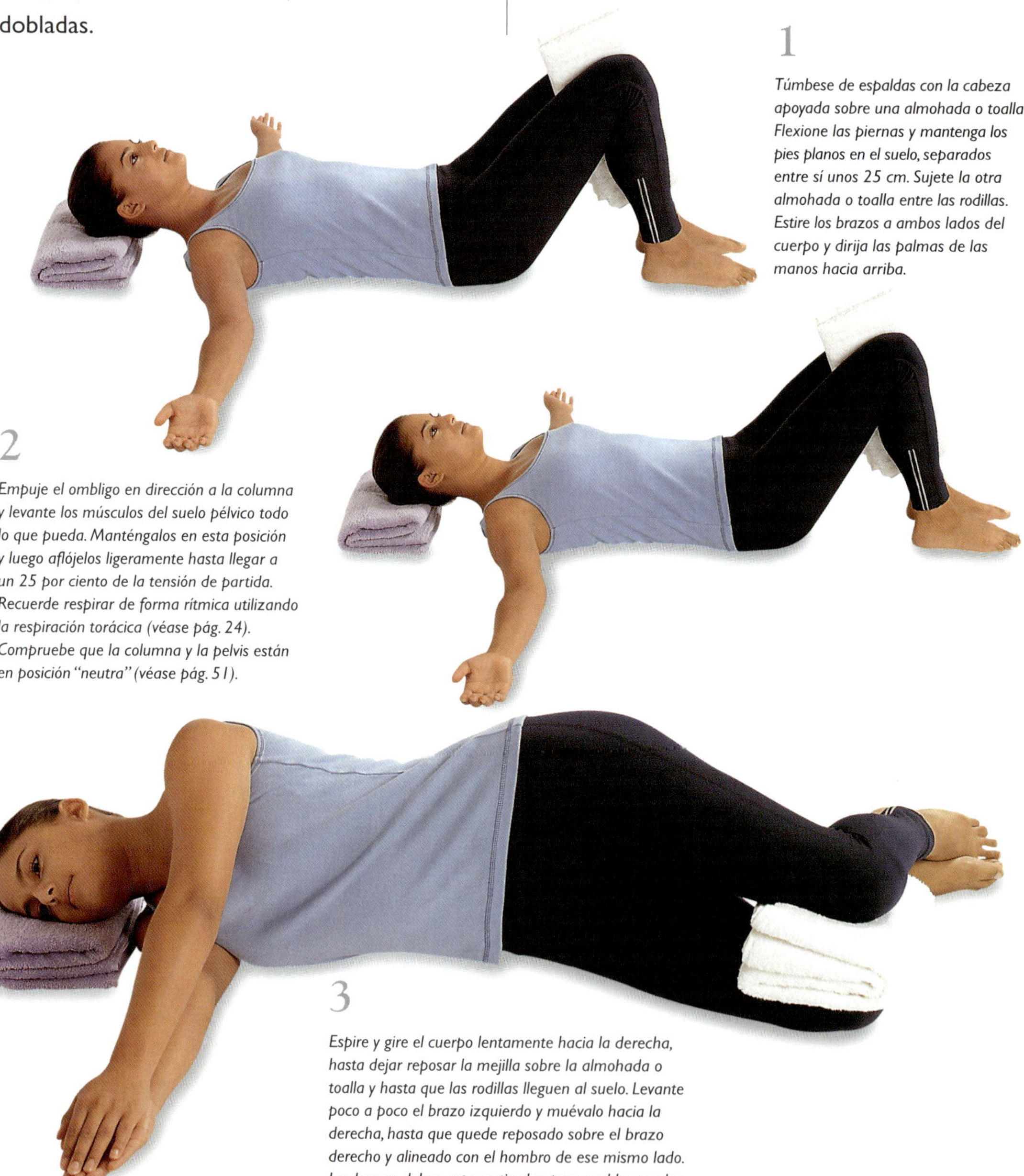

1

Túmbese de espaldas con la cabeza apoyada sobre una almohada o toalla. Flexione las piernas y mantenga los pies planos en el suelo, separados entre sí unos 25 cm. Sujete la otra almohada o toalla entre las rodillas. Estire los brazos a ambos lados del cuerpo y dirija las palmas de las manos hacia arriba.

2

Empuje el ombligo en dirección a la columna y levante los músculos del suelo pélvico todo lo que pueda. Manténgalos en esta posición y luego aflójelos ligeramente hasta llegar a un 25 por ciento de la tensión de partida. Recuerde respirar de forma rítmica utilizando la respiración torácica (véase pág. 24). Compruebe que la columna y la pelvis están en posición "neutra" (véase pág. 51).

3

Espire y gire el cuerpo lentamente hacia la derecha, hasta dejar reposar la mejilla sobre la almohada o toalla y hasta que las rodillas lleguen al suelo. Levante poco a poco el brazo izquierdo y muévalo hacia la derecha, hasta que quede reposado sobre el brazo derecho y alineado con el hombro de ese mismo lado. Los brazos deben estar estirados, pero no bloquee los codos. Debe quedar recostado sobre su lado derecho y con las piernas flexionadas.

4

Inspire mientras levanta lentamente el brazo izquierdo, permitiendo que se estire hacia fuera y quede alineado con el hombro izquierdo. Deje que la cabeza gire hacia la izquierda para intensificar al máximo el estiramiento, pero no mueva las rodillas de sitio. Ahora debería sentir el estiramiento de la parte superior del tronco, de la cintura para arriba. A continuación, espire y levante el brazo izquierdo moviéndolo de nuevo hacia la derecha hasta dejarlo reposar sobre el brazo derecho. Ahora debería estar recostado otra vez sobre su lado derecho con las piernas flexionadas. Repita este ejercicio 10 veces en total.

Consejo

No deje que los brazos y las rodillas caigan bruscamente sobre el suelo. Bájelos despacio para obtener el mayor provecho de este ejercicio.

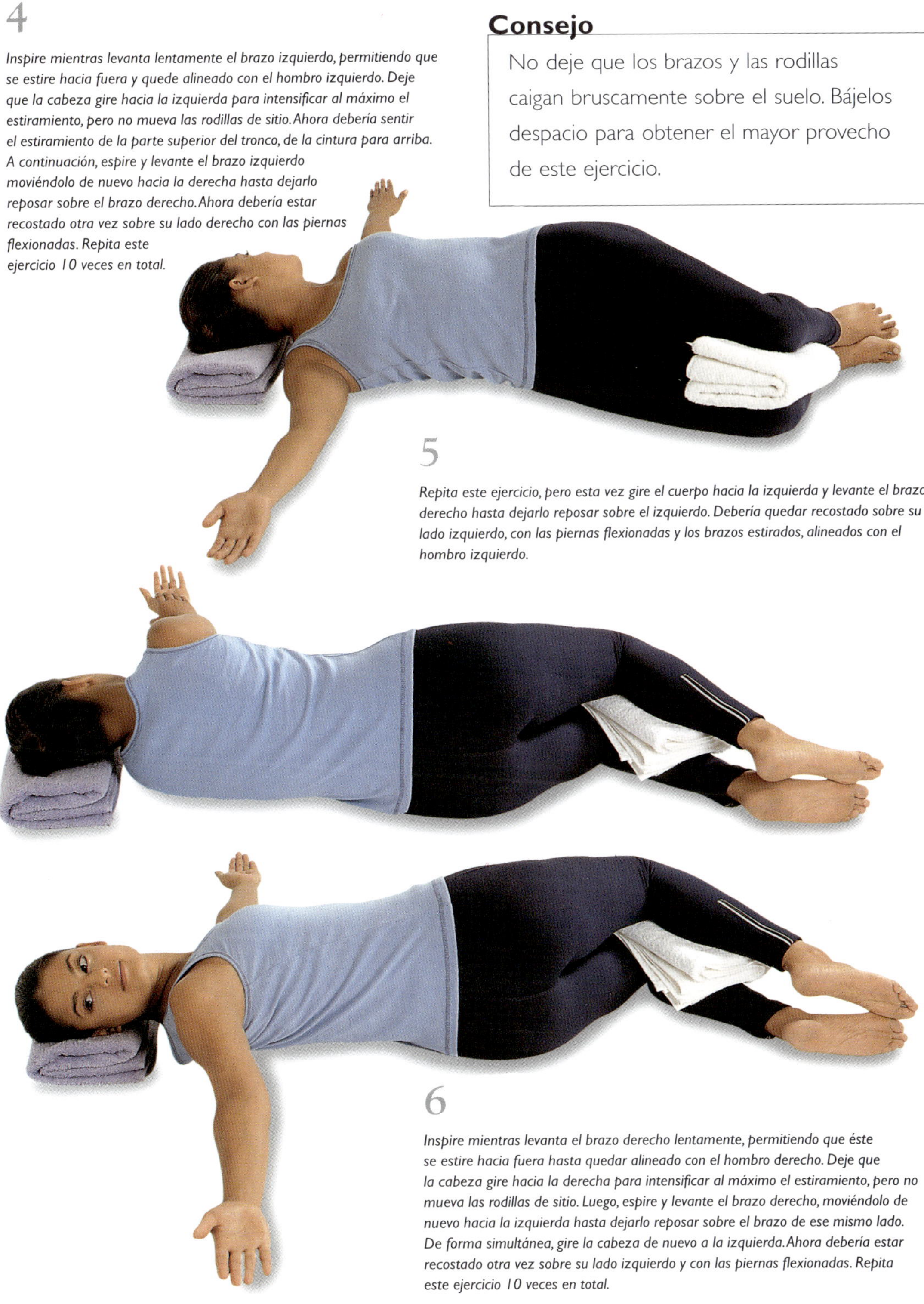

5

Repita este ejercicio, pero esta vez gire el cuerpo hacia la izquierda y levante el brazo derecho hasta dejarlo reposar sobre el izquierdo. Debería quedar recostado sobre su lado izquierdo, con las piernas flexionadas y los brazos estirados, alineados con el hombro izquierdo.

6

Inspire mientras levanta el brazo derecho lentamente, permitiendo que éste se estire hacia fuera hasta quedar alineado con el hombro derecho. Deje que la cabeza gire hacia la derecha para intensificar al máximo el estiramiento, pero no mueva las rodillas de sitio. Luego, espire y levante el brazo derecho, moviéndolo de nuevo hacia la izquierda hasta dejarlo reposar sobre el brazo de ese mismo lado. De forma simultánea, gire la cabeza de nuevo a la izquierda. Ahora debería estar recostado otra vez sobre su lado izquierdo y con las piernas flexionadas. Repita este ejercicio 10 veces en total.

Nadando estilo espalda

Este ejercicio le ayuda a mejorar la coordinación muscular y produce un saludable estiramiento de piernas, brazos y vientre. Necesitará una pequeña almohada, cojín o toalla doblada.

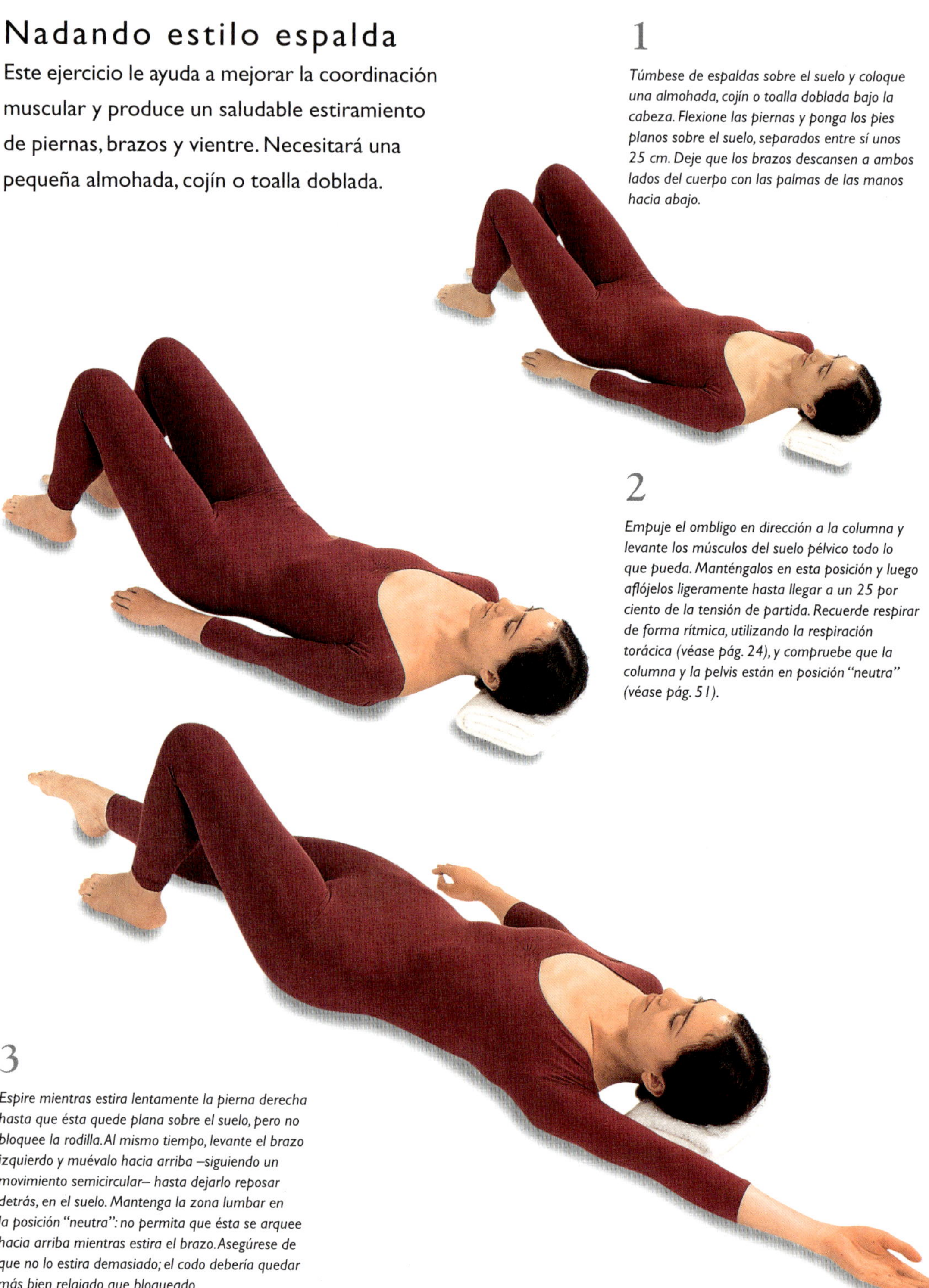

1

Túmbese de espaldas sobre el suelo y coloque una almohada, cojín o toalla doblada bajo la cabeza. Flexione las piernas y ponga los pies planos sobre el suelo, separados entre sí unos 25 cm. Deje que los brazos descansen a ambos lados del cuerpo con las palmas de las manos hacia abajo.

2

Empuje el ombligo en dirección a la columna y levante los músculos del suelo pélvico todo lo que pueda. Manténgalos en esta posición y luego aflójelos ligeramente hasta llegar a un 25 por ciento de la tensión de partida. Recuerde respirar de forma rítmica, utilizando la respiración torácica (véase pág. 24), y compruebe que la columna y la pelvis están en posición "neutra" (véase pág. 51).

3

Espire mientras estira lentamente la pierna derecha hasta que ésta quede plana sobre el suelo, pero no bloquee la rodilla. Al mismo tiempo, levante el brazo izquierdo y muévalo hacia arriba —siguiendo un movimiento semicircular— hasta dejarlo reposar detrás, en el suelo. Mantenga la zona lumbar en la posición "neutra": no permita que ésta se arquee hacia arriba mientras estira el brazo. Asegúrese de que no lo estira demasiado; el codo debería quedar más bien relajado que bloqueado.

4

Cuando haya extendido el brazo todo lo posible, pero sin forzar ni sentirse incómodo, inspire y levante lentamente el brazo izquierdo otra vez, hasta que repose de nuevo al lado del cuerpo con la palma de la mano hacia abajo. De forma simultánea, haga que su pierna vuelva a la posición de partida: flexionada y con el pie plano sobre el suelo.

Consejo

Mantenga la cabeza en el centro y no deje que se ladee durante este ejercicio. Permanezca mirando al techo mientras realiza los movimientos.

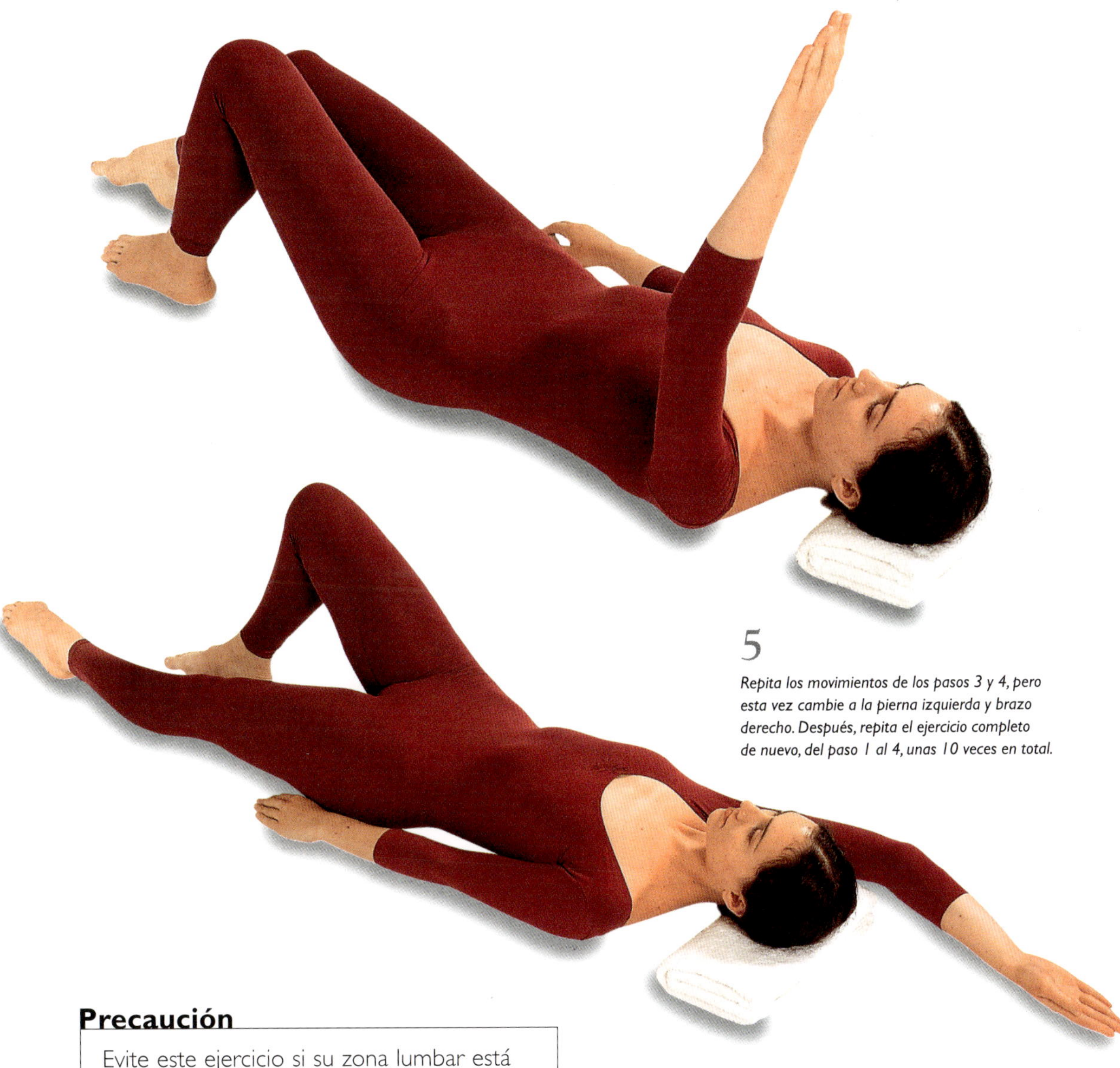

5

Repita los movimientos de los pasos 3 y 4, pero esta vez cambie a la pierna izquierda y brazo derecho. Después, repita el ejercicio completo de nuevo, del paso 1 al 4, unas 10 veces en total.

Precaución

Evite este ejercicio si su zona lumbar está delicada o tiene algún tipo de lesión.

Tonificación de cadera y muslos

Este excelente ejercicio le ayuda a estirar y tonificar el cuádriceps, o músculo del muslo. Asimismo, mejora la flexibilidad y aumenta la fuerza de la parte delantera de la pelvis y de las rodillas. Necesitará una pequeña almohada, cojín o toalla doblada.

1

Túmbese en el suelo recostado sobre su lado izquierdo y extienda el brazo izquierdo por encima de su cabeza; mantenga la palma de la mano plana sobre el suelo. Coloque la almohada, cojín o toalla doblada en la parte superior del brazo izquierdo y repose sobre ella el lado izquierdo de la cabeza. Deje que el brazo derecho descanse delante del cuerpo, alineado con el hombro respectivo, y que la palma de la mano quede plana sobre el suelo. Flexione las piernas unos 45 grados, aproximadamente.

2

Empuje el ombligo en dirección a la columna y levante los músculos del suelo pélvico todo lo que pueda. Manténgalos en esta posición y luego aflójelos ligeramente hasta llegar a un 25 por ciento de la tensión de partida. Recuerde respirar de forma rítmica utilizando la respiración torácica (véase pág. 24).

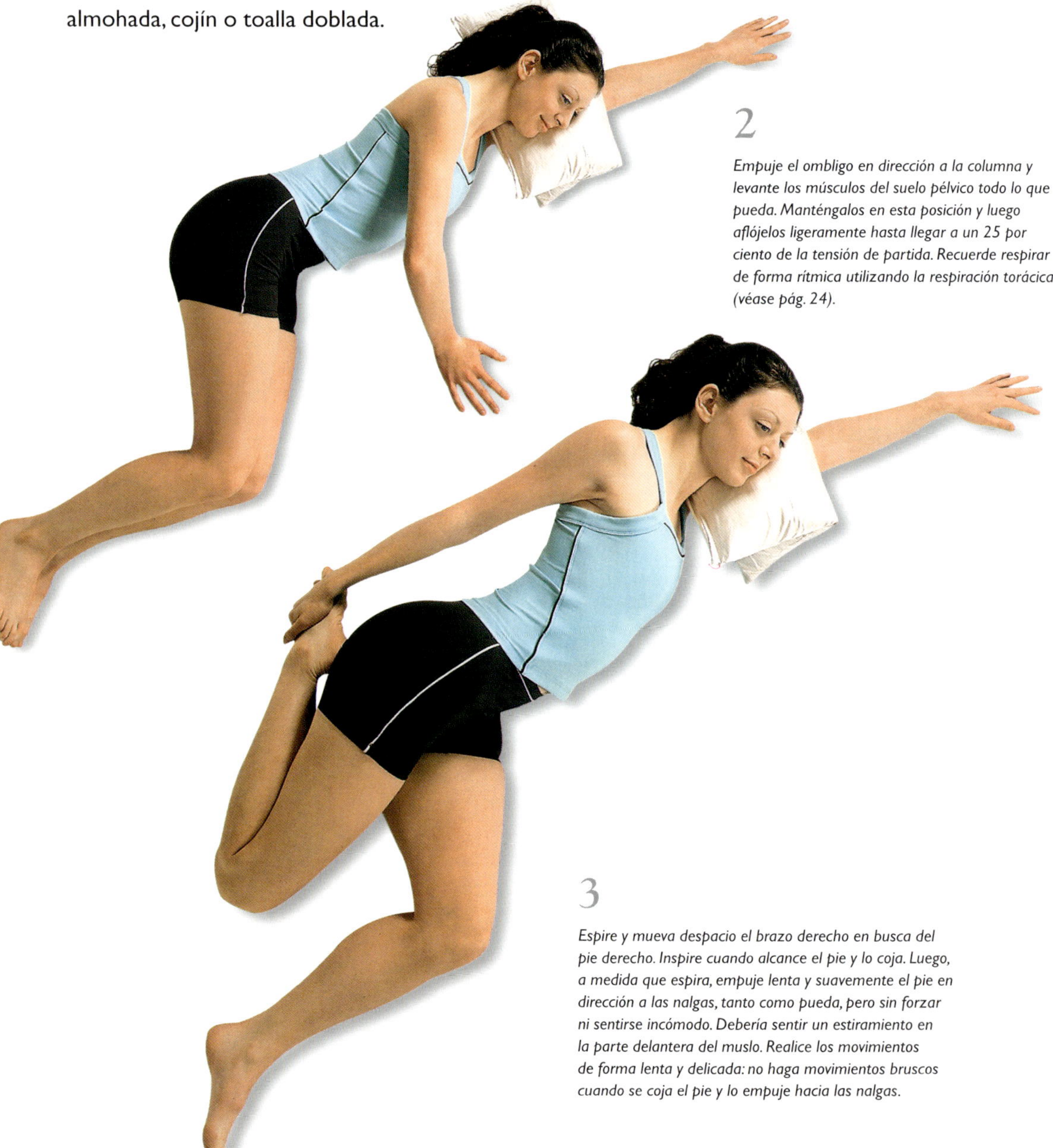

3

Espire y mueva despacio el brazo derecho en busca del pie derecho. Inspire cuando alcance el pie y lo coja. Luego, a medida que espira, empuje lenta y suavemente el pie en dirección a las nalgas, tanto como pueda, pero sin forzar ni sentirse incómodo. Debería sentir un estiramiento en la parte delantera del muslo. Realice los movimientos de forma lenta y delicada: no haga movimientos bruscos cuando se coja el pie y lo empuje hacia las nalgas.

Precaución

Si siente algún dolor en las caderas, muslos o rodillas mientras realiza este ejercicio, deténgase de inmediato y busque asesoramiento médico cualificado.

4

Ahora, inspire y, con delicadeza, afloje el estiramiento de la pierna, devolviéndola a la posición de partida. Repita este estiramiento 10 veces en total, espirando en cada estiramiento.

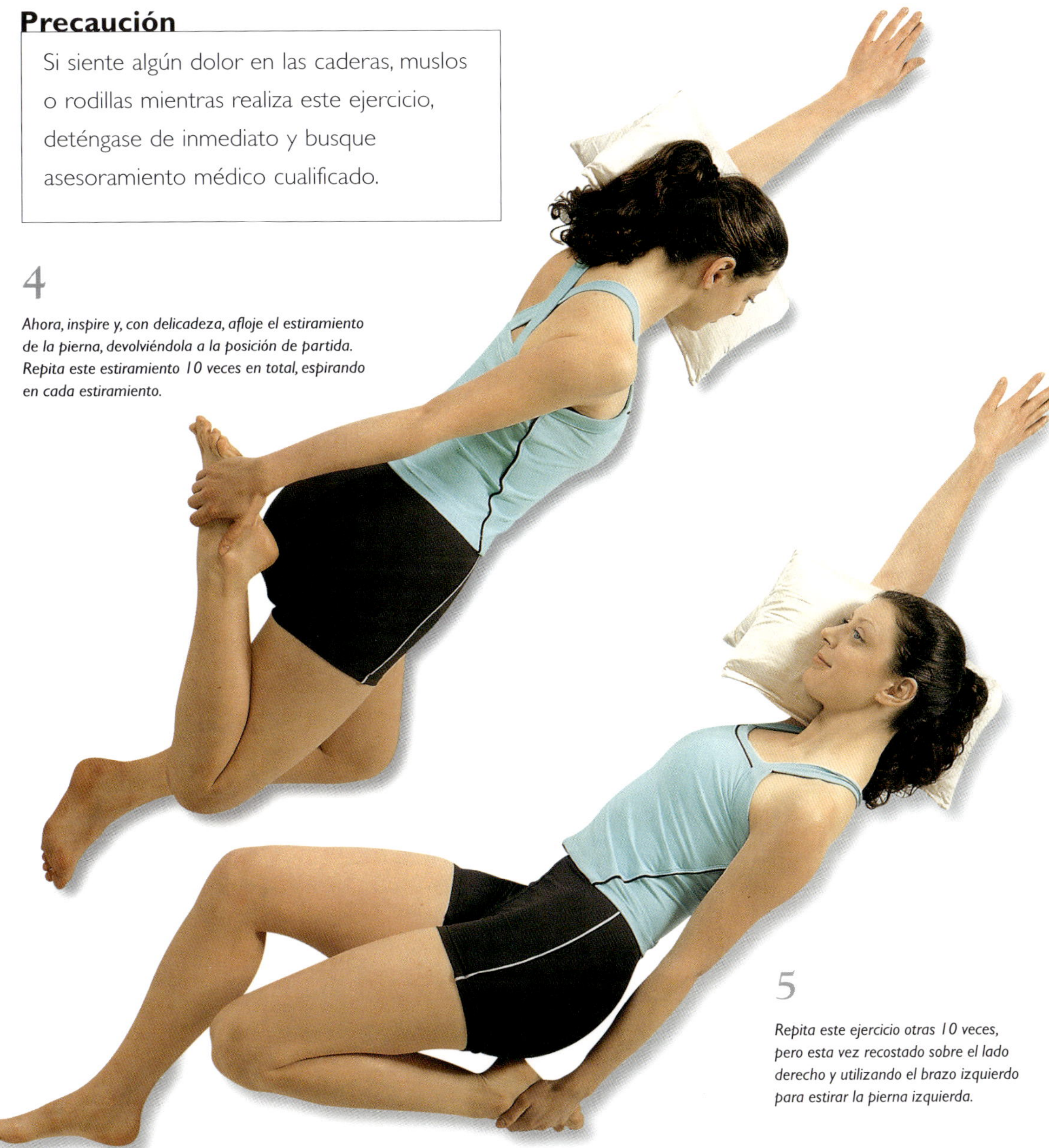

5

Repita este ejercicio otras 10 veces, pero esta vez recostado sobre el lado derecho y utilizando el brazo izquierdo para estirar la pierna izquierda.

Consejo

Mantenga el empuje de los músculos abdominales durante todo el ejercicio. No permita que la espalda se arquee o que la cabeza se salga de la almohada.

Glosario

Adrenalina
Hormona segregada por las glándulas suprarrenales y que prepara el cuerpo para la respuesta: "luchar o huir". Tiene un amplio efecto sobre los músculos, la circulación y el metabolismo de los azúcares.

Alineamiento
Posicionamiento en línea recta.

Basculación cifótica
Problema postural en el que la columna dorsal se deforma y los ligamentos y músculos se debilitan.

Bíceps
Este término suele utilizarse con mayor frecuencia para los músculos de la parte anterior del brazo, pero también hay bíceps en la parte posterior de los muslos.

Centrado
Este término se refiere a la técnica de centrar el cuerpo mediante el refuerzo y la estabilización de la "central eléctrica" (zona situada entre los músculos abdominales y las nalgas a modo de banda que rodea el cuerpo a esta altura).

Central eléctrica
Zona comprendida entre los músculos abdominales y las nalgas. Según el método Pilates, es la zona donde se genera la energía y la fuerza que luego es transmitida a las otras partes del cuerpo.

Chi
Según la tradición china, esta energía, o "fuerza vital", lo impregna todo. Está en todas y por todas las cosas, vivas o no.

Cifosis torácica
Problema postural que causa una excesiva curvatura hacia fuera de la columna y, finalmente, posible joroba.

Contractura de trapecios
Problema postural que pone rígida la columna como consecuencia de la contracción muscular. Provoca dolor en los brazos y tensión en la zona del pecho.

Cortisol
Hormona esteroide producida por el cuerpo. Es importante para las respuestas normales frente al estrés, así como para el metabolismo de los carbohidratos.

Cuádriceps
Músculo situado en los muslos.

Deltoides
Músculos gruesos de forma triangular que cubren las articulaciones de los hombros. Son los responsables de la elevación lateral de los brazos.

Dióxido de carbono
Gas incoloro que se forma en los tejidos durante el metabolismo y que la sangre transporta a los pulmones, de donde es luego expulsado.

Ectomorfo
Uno de los tres biotipos básicos. Los otros dos son: endomorfo y ectomorfo. Las personas ectomorfas tienden a ser delgadas, de estructura fina, estatura elevada y con extremidades largas. Este tipo de cuerpo suele ir asociado a una personalidad despierta, inhibida e intelectual.

Endomorfo
Uno de los tres biotipos básicos. Las personas de este tipo suelen ser de peso considerable y con curvas, con posible dificultad para no engordar. Se suele asociar a placidez, actitud relajada y hedonismo.

Endorfinas
Sustancias químicas de la "felicidad" que se producen de forma natural en el cerebro y tienen propiedades analgésicas. También son responsables de las sensaciones de placer.

Esternocleidomastoideo
Músculo a ambos lados y en la parte posterior
del cuello.

Glúteos mayores
Pareja de músculos situados en la parte blanda
de las nalgas.

Glúteos menores
Pareja de músculos situados por encima
de la parte blanda de las nalgas.

**"Huir o luchar", mecanismo
de respuesta de**
Un proceso que prepara al cuerpo para
el esfuerzo físico. Cuando el organismo es
sometido a un estrés extremo ante una amenaza
inminente, la respuesta "huir o luchar" provoca
una descarga de adrenalina y otras hormonas en
el organismo. Se aceleran el ritmo cardíaco, la
respiración y el metabolismo, y cualquier función
corporal que no sea esencial para la supervivencia
—incluidos los sistemas inmunológico y digestivo—
se detiene de forma automática.

Leucocitos
Glóbulos blancos de la sangre, que ayudan a
proteger al organismo de sustancias extrañas
y de enfermedades.

Linfa
Nombre del fluido presente en el sistema
linfático (una red de vasos). La linfa transporta
los leucocitos, o glóbulos blancos de la sangre,
que desempeñan un papel clave al ayudar al
cuerpo a luchar contra las enfermedades.

Lordosis cervical
Problema postural de la columna que se localiza
en la zona del cuello. Los músculos de la parte
posterior del cuello se contraen, mientras que
los de delante se estiran en exceso. La barbilla
sobresale hacia delante y, con el tiempo, puede
causar inflamación de las articulaciones, incluida
la artritis.

Lordosis lumbar
Problema postural de la columna en el que
los músculos abdominales se debilitan, empujando
el vientre hacia fuera y creando en la parte
inferior de la espalda una curvatura anormal
hacia dentro.

Medicina Tradicional China
La MTC es un antiguo sistema chino de curación.
Se fundamenta en una diagnosis que tiene en
cuenta el conjunto de síntomas y características
de una persona, en lugar de diagnosticar por
el nombre de las enfermedades. Entre sus
tratamientos se incluyen el herbalismo chino
y la acupuntura.

Mesomorfo
Uno de los tres biotipos básicos. Las personas
mesomorfas son atléticas o musculadas, y tienen
el tórax, las extremidades y los músculos grandes.
Este biotipo se asocia a una tendencia a la
agresividad. Suelen ser atléticos y destacar
en los deportes.

Ptosis visceral
Problema postural que causa debilidad e
inflamación del abdomen, así como una
circulación deficiente.

Raquitismo
Enfermedad infantil en la que los huesos no
se acaban de solidificar, se vuelven frágiles y se
deforman. Está causada por una deficiencia de
vitamina D.

Respiración torácica
A veces también se conoce con la denominación
"respiración costal". Esta técnica comporta
respirar con la parte posterior e inferior de
la caja torácica. Al inspirar, con la entrada
de aire en los pulmones, los lados de la caja
torácica se expanden; por contra, al espirar,
se contraen. De esta forma, el abdomen puede
permanecer contraído y firme sin interferir
en la respiración.

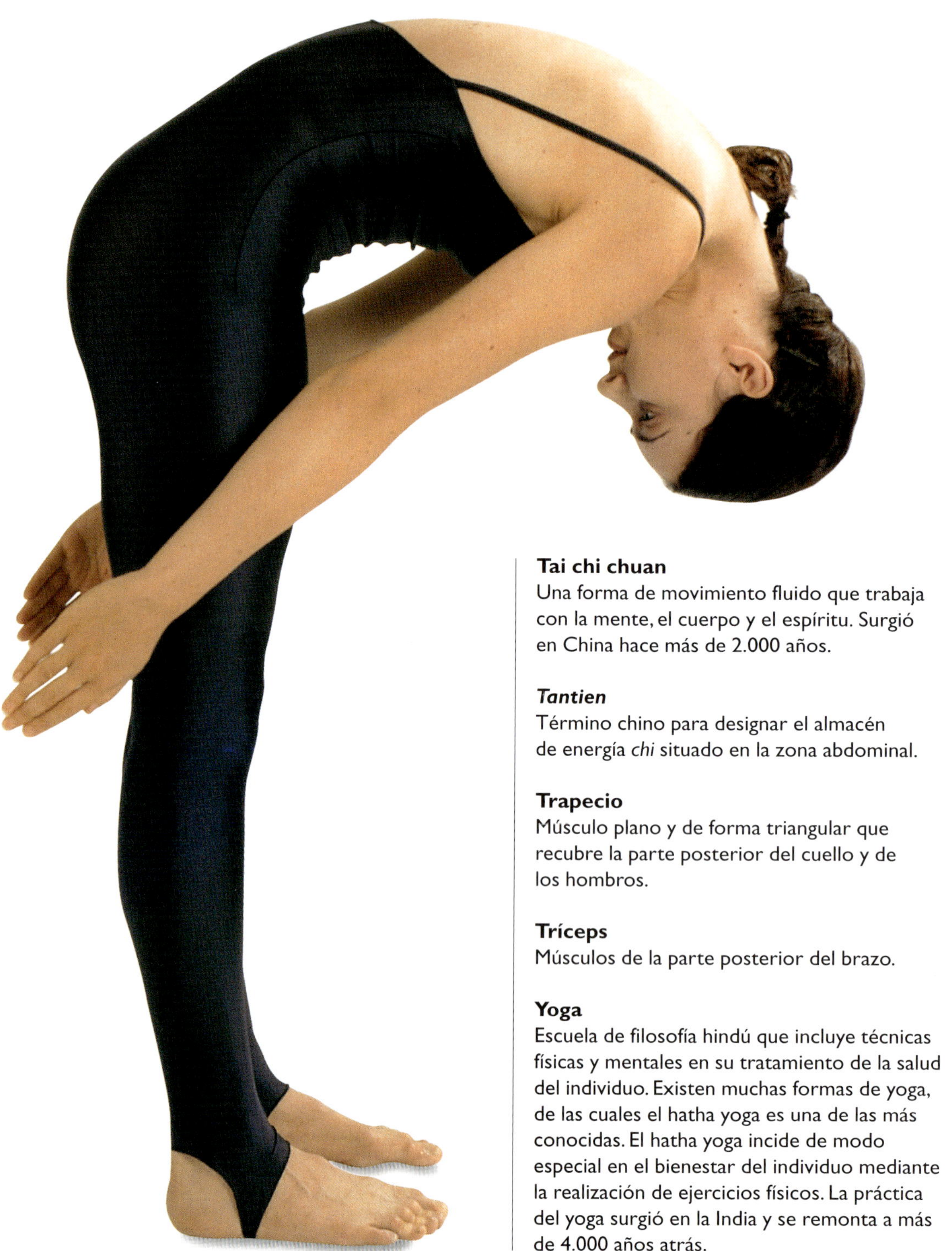

Tai chi chuan
Una forma de movimiento fluido que trabaja con la mente, el cuerpo y el espíritu. Surgió en China hace más de 2.000 años.

Tantien
Término chino para designar el almacén de energía *chi* situado en la zona abdominal.

Trapecio
Músculo plano y de forma triangular que recubre la parte posterior del cuello y de los hombros.

Tríceps
Músculos de la parte posterior del brazo.

Yoga
Escuela de filosofía hindú que incluye técnicas físicas y mentales en su tratamiento de la salud del individuo. Existen muchas formas de yoga, de las cuales el hatha yoga es una de las más conocidas. El hatha yoga incide de modo especial en el bienestar del individuo mediante la realización de ejercicios físicos. La práctica del yoga surgió en la India y se remonta a más de 4.000 años atrás.

Direcciones y websites útiles

Centro de recuperación física Pilates

Menorca 36

28009 Madrid

Tel.: 34 91 4093921

Clínica fisiopilates

Fundadores 10, bajos

28009 Madrid

España

Tel.: 34 91 7130267

Website: www.fisiopilates.com

Estudio el arte del control

Castanyer 23

08022 Barcelona

Tel.: 34 93 4184212

Estudio Pilates

General Varela 33

28020 Madrid

Tel.: 34 91 5720109

Sanart

Fernán González 51, 1º dcha.

28009 Madrid

España

Tel.: 34 91 5045515

Website: www.asemeda.com/sanart/

Fuente de Referencias Global e Independiente del Método Pilates

Website: www.pilates.co.uk

Una website que incluye información abundante de 35 países acerca del método Pilates, con más de 580 centros reseñados y 600 instructores.

Índice